U0591973

闭合复位技术在四肢骨折治疗中的应用

APPLICATION OF CLOSED REDUCTION TECHNIQUE IN TREATMENT OF LIMB FRACTURES

第 2 版

主　编　张铁良

副主编　赵洪洲　李海波

编　委　(以姓氏笔画为序)

王宏川　邢加辉　李海波　张铁良

陈牟阁　赵洪洲　贾　军　龚仁钰

绘　图　高进山

人民卫生出版社

·北　京·

版权所有，侵权必究！

图书在版编目（CIP）数据

闭合复位技术在四肢骨折治疗中的应用 / 张铁良主编 . -- 2 版 . -- 北京 : 人民卫生出版社，2025. 8.
ISBN 978-7-117-37982-3

Ⅰ. R683.4
中国国家版本馆 CIP 数据核字第 2025TA1950 号

人卫智网	www.ipmph.com	医学教育、学术、考试、健康，购书智慧智能综合服务平台
人卫官网	www.pmph.com	人卫官方资讯发布平台

闭合复位技术在四肢骨折治疗中的应用
Bihe Fuwei Jishu zai Sizhi Guzhe Zhiliao zhong de Yingyong
第 2 版

主　　编：张铁良
出版发行：人民卫生出版社（中继线 010-59780011）
地　　址：北京市朝阳区潘家园南里 19 号
邮　　编：100021
E - mail：pmph @ pmph.com
购书热线：010-59787592　010-59787584　010-65264830
印　　刷：北京华联印刷有限公司
经　　销：新华书店
开　　本：787 × 1092　1/16　　印张：10
字　　数：152 千字
版　　次：2017 年 10 月第 1 版　　2025 年 8 月第 2 版
印　　次：2025 年 8 月第 1 次印刷
标准书号：ISBN 978-7-117-37982-3
定　　价：139.00 元

打击盗版举报电话：010-59787491　E-mail：WQ @ pmph.com
质量问题联系电话：010-59787234　E-mail：zhiliang @ pmph.com
数字融合服务电话：4001118166　E-mail：zengzhi @ pmph.com

主 编 简 介

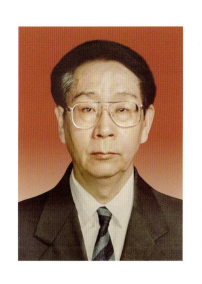

张铁良

骨科主任医师、教授、博士研究生导师。1962年自天津医学院毕业后即在天津市人民医院骨科方先之教授的团队工作,历经住院医师、主治医师,于1988年破格晋升为骨科主任医师。先后由国家派遣赴日本、美国研修骨科临床知识与技能。归国后,引进带锁髓内钉内固定、颈椎前路减压植骨等技术并应用于临床治疗。在天津市天津医院(简称天津医院)内建立了关节置换中心,率先开展关节置换技术。先后获得国家技术发明奖二等奖、三等奖各1项,天津市科学技术进步奖8项。主编著作4部,其中《临床骨科学》(由人民卫生出版社出版)已出版至第3版。参编著作2部,分别由冯传汉教授及朱通伯教授主编。曾担任中华医学会骨科学分会第四、五、六届常务委员兼创伤骨科学组组长,天津市医学会骨科学分会主任委员,天津医院副院长。曾获"全国卫生健康系统先进工作者"称号,享受国务院政府特殊津贴。曾担任第八、九、十届全国政协委员(医疗卫生界)。

序

早在 20 世纪 60 年代,我国近代骨科创始人之一方先之教授与尚天裕教授就曾提倡使用闭合复位技术治疗四肢骨折。1971 年,天津市人民医院骨科整体迁入天津医院后,在院方领导的重视下,医院专门成立了急诊骨折复位室,并配备专门医师从事这项治疗工作,至今已 50 余年,治疗了逾万例患者。

2017 年,我院张铁良教授编写了《闭合复位技术在四肢骨折治疗中的应用》一书,作为"中国医药学术原创精品"由人民卫生出版社出版。对于临床常见的四肢非开放性骨折而言,使用闭合复位技术治疗,具有省时、省力、并发症少、骨折愈合快等优点。在冰雪季,我院急诊复位室在一天之内曾治疗一百多位因滑倒致伤的患者。应读者要求,本院启动改版修订工作。

在本版书中,主要增加了五项内容:①在介绍各部位骨折所使用的闭合复位技术内容中增加了详细图解,目的是使读者看了就能懂,懂了就能用;②增加了对全身各部位关节脱位的手法复位操作要点;③增加了一些对儿童常见骨折治疗新技术的介绍;④还介绍了对于成人或儿童干骺端骨折使用经皮穿针固定替代传统石膏或夹板固定的经验;⑤增加了一些关节复位的操作视频。

最后,本书作者期待读者的反馈意见,以促使具有我国临床治疗特色的治疗方法进一步发展和改进!

徐卫国

2025 年 4 月

前　言

　　骨科临床实践中的骨折治疗金标准可归纳为三大核心原则：疗效确切、并发症可控及医疗成本优化。在治疗策略的选择上，切开复位与闭合复位恰如骨科医师的左、右手，只有二者兼通方能应对复杂多变的临床情况。

　　对于特定部位的非开放性骨折，闭合复位技术展现出显著的优势。以肱骨近端骨折为例，儿童患者多表现为骨骺分离，采用闭合复位联合经皮穿针的固定方案，其愈合周期较传统切开复位明显缩短：儿童患者平均愈合时间为3~4周；成人患者5~6周即可恢复。相较之下，切开复位内固定术后的愈合周期普遍延长：儿童需5~6周，成人则需8~10周，尚不包含二次取出内固定装置的手术时间。

　　在并发症防控方面，闭合复位同样具有一定优势。以肱骨髁上骨折为例，闭合复位治疗平均4周即可实现愈合，而切开复位约20%的患者会出现骨化性肌炎等并发症。对于临床最常见的伸直型桡骨远端骨折（科利斯骨折），多项研究证实闭合复位在其功能恢复和并发症控制方面均与切开复位效果相当。

　　本书系统阐述四肢骨折闭合手法复位的关键技术要点，通过详细图解与病例影像相结合的方式，帮助读者快速掌握技术精髓并应用于临床实践。

张铁良

2025 年 3 月

目 录

总 论

第一章 闭合复位治疗原则 / 2

一、适应证 / 2

二、诊疗注意事项 / 2

三、影像学诊断 / 3

四、麻醉选择 / 3

五、复位步骤 / 4

六、固定 / 5

七、功能锻炼 / 7

上 肢 骨 折

第二章 锁骨骨折 / 10

一、解剖 / 10

二、损伤机制和骨折分型 / 11

三、诊断 / 11

四、治疗 / 12

五、典型病例 / 15

第三章 肱骨外科颈骨折 / 18

一、解剖 / 18

二、损伤机制和骨折分型 / 19

三、诊断 / 22

四、治疗 / 22

五、典型病例 / 28

第四章　肱骨干骨折 / 33

一、解剖 / 33

二、损伤机制和骨折分型 / 33

三、诊断 / 35

四、治疗 / 35

五、典型病例 / 41

第五章　肱骨髁上骨折 / 44

一、解剖 / 44

二、损伤机制和骨折分型 / 45

三、诊断 / 46

四、治疗 / 46

五、典型病例 / 50

第六章　前臂双骨折 / 57

一、解剖 / 57

二、损伤机制和骨折类型 / 58

三、诊断 / 59

四、治疗 / 59

五、典型病例 / 64

第七章　蒙泰贾骨折 / 70

一、解剖 / 70

二、损伤机制和骨折分型 / 70

三、诊断 / 71

四、治疗 / 72

五、典型病例 / 78

第八章　前臂青枝骨折 / 82

一、解剖 / 82

二、损伤机制和骨折分型 / 82

三、诊断 / 82

四、治疗 / 82

五、典型病例 / 84

第九章　桡骨远端骨折 / 87

一、解剖 / 87

二、损伤机制和骨折分型 / 87

三、诊断 / 89

四、治疗 / 89

五、典型病例 / 93

下　肢　骨　折

第十章　股骨颈骨折 / 102

一、解剖 / 102

二、损伤机制和骨折分型 / 102

三、诊断 / 103

四、治疗 / 103

五、典型病例 / 106

第十一章 股骨干骨折 / 108

一、解剖 / 108

二、损伤机制和骨折分型 / 108

三、诊断 / 108

四、治疗 / 109

五、典型病例 / 112

第十二章 踝关节骨折 / 114

一、解剖 / 114

二、损伤机制和骨折分型 / 114

三、诊断 / 118

四、治疗 / 118

五、典型病例 / 122

第十三章 距骨颈骨折 / 126

一、解剖 / 126

二、损伤机制和骨折分型 / 126

三、诊断 / 127

四、治疗 / 127

五、典型病例 / 130

第十四章 闭合复位 + 弹性钉内固定治疗少年儿童长管状骨骨折 / 131

一、治疗 / 131

二、典型病例 / 132

关 节 脱 位

第十五章 四肢关节脱位 / 138

一、肩关节脱位闭合复位技术 / 138

二、肘关节脱位闭合复位技术 / 140

三、桡骨小头半脱位闭合复位技术 / 141

四、髋关节脱位闭合复位技术 / 142

五、典型病例 / 142

第十六章 其他关节脱位 / 144

一、骶髂关节脱位闭合复位技术 / 144

二、颞下颌关节脱位闭合复位技术 / 144

视 频 目 录

视频 3-1　肱骨外科颈骨折仰卧式复位法 / 23

视频 3-2　肱骨外科颈骨折俯卧式复位法 / 24

视频 5-1　伸直型肱骨髁上骨折复位 / 46

视频 6-1　前臂双骨折复位 / 63

视频 8-1　前臂青枝骨折三点挤压法复位固定 / 83

视频 9-1　桡骨远端骨折两人复位法 / 90

视频 12-1　旋后外旋型Ⅳ度踝关节骨折复位 / 120

视频 15-1　肩关节脱位椅背复位法 / 139

视频 15-2　肘关节后脱位复位 / 141

总　　论

第一章

闭合复位治疗原则

一、适应证

任何疾病的治疗都有适应证,闭合复位技术治疗四肢骨折也有其相应的适应证——即只能适用于某些部位和某些类型的骨折。

举例来讲,对于肱骨近端骨折,闭合复位仅适用于单纯肱骨外科颈骨折(即Neer Ⅲ型),而对于肱骨近端包含肱骨头粉碎性骨折(Neer Ⅳ型、Ⅴ型、Ⅵ型骨折),则应选用切开复位内固定治疗。

闭合复位通常配合外固定装置,如石膏、夹板等,但是对于长管状骨骨折,尤其是儿童和青少年患者,如能使用闭合复位配合髓内固定(如弹性钉)将会得到更好的治疗效果。

此外,对于干骺端骨折(如肱骨外科颈骨折、肱骨髁上骨折、桡骨远端骨折),若应用闭合复位技术使骨折完全对位,再配合经皮穿针(克氏针或斯氏针)固定,对于骨科医师和患者来说具有方法简便、省时省力、骨折愈合快、并发症少等诸多优点。

二、诊疗注意事项

闭合复位通常是在患者急性损伤就诊后实行的。患者虽就诊于骨科急诊,但不可忽视其全身状况,尤其是对于老年患者,充分了解其一般情况及既往病史,可在一定程度上避免术中及术后并发症的发生。此外,在骨科急诊临床工作中要时刻警惕骨折及脱位的合并损伤(如血管、神经损伤),并且要关注损伤相邻部位是否存在其他隐匿性骨折。更要注意闭合复位的禁忌证,例如开放性骨折或软组织挫伤致皮肤严重受损,手法操作部位有感染症状以及其他诊断不明的损伤等。

复位时机宜早,对于骨折与脱位,伤后 4~6 小时内软组织肿胀较轻,施行手法操作相对容易,且患者痛苦较小,时间越长复位越困难,也不利于骨折稳定。一般成人四肢骨折 7~10 天内仍可尝试闭合复位,但对于儿童骨折应尽早复位,如儿童骨骺损伤超过 5 天复位有可能加重损伤。

对于复位的评价标准,一些指南规定了某些骨折的可接受的复位标准。总体来讲功能复位标准为:骨折部位的旋转、分离移位必须完全纠正。下肢骨折与关节活动方向一致的轻微向前或向后成角日后可自行矫正,但侧方成角须完全纠正。对于上肢骨折,肱骨干稍有畸形,对功能影响不大;前臂尺桡骨双骨折则要求对位、对线均好,否则影响前臂旋转功能。短缩移位在成人下肢骨折要求不超过 1cm;儿童若无骨骺损伤,下肢骨折短缩移位可在 2cm 内。对于长骨干骨折,断端对位至少达到 1/3 以上,干骺端骨折至少应对位 3/4。另外需要注意的是,四肢骨折的闭合复位标准受患者年龄影响较大,例如高龄患者其日常生活对于肢体功能要求一般,可因人而异适当放宽复位标准。

三、影像学诊断

拍摄 X 线片是诊断和治疗骨折的主要依据,因此强调必须在规范体位下进行拍摄,以获得骨折在正位和侧位方向移位的真实影像。故骨科医师须和放射科医师达成共识。拍摄时体位不规范,容易导致不正确的诊断(如踝关节骨折,肩锁关节或胸锁关节等部位的脱位)。

对于累及关节面的骨折,或需进一步明确诊断的骨折(如股骨颈不全骨折),CT 或 MRI 检查是必要的。

四、麻醉选择

四肢骨折闭合复位通常不需要选择全身麻醉,因为过度松弛的肌肉不利于复位后骨折断面的嵌插稳定。

对于肌肉丰满处的骨折(如前臂双骨折),以及移位大的骨折(如踝部骨折),宜选用神经阻滞麻醉。对于简单且易于复位的骨折[如科利斯骨折(Colles fracture)],仅在骨折断端间隙内抽吸血肿后,注入局部麻醉剂即可。

五、复位步骤

骨折复位的过程,实际上就是骨折发生和移位的逆过程。术者首先要根据患者的受伤机制、正侧位 X 线片及患者肢体位置,判断出骨折远近端移位方向(包括重叠、旋转、成角、前后及左右方向)和程度。制定复位方案,术前要做好分工,任何一次成功复位都是团队(包括术者和助手)相互配合的结果。

不同部位、不同类型的骨折需要用不同的闭合复位方法。复位前要做到心里有数,争取一次成功。开放性骨折、软组织挫伤严重的骨折均不属于闭合复位的范畴之内。

通常闭合复位的步骤依次是:纠正重叠移位→纠正旋转移位→纠正侧方移位→纠正掌背侧移位。

下面将以长管状骨骨折为例进行讲解。

1. 纠正骨折断端重叠移位　在骨折发生后,患者肢体由于疼痛、肌肉挛缩,骨折断端大多呈现重叠移位,应首先进行纠正。两位助手在骨折处两端做力量方向相反的牵拉,牵拉力量要逐渐加大,持续而不中断,牵拉力的大小应根据骨折部位和移位大小而定。牵拉的目的是恢复骨干原有长度,以便在复位时使骨折断端相互吻合。注意牵引时避免暴力牵拉,过度牵拉不利于骨折复位,反而会对骨折断端血运造成损害。

2. 纠正骨折断端旋转移位　临床医师闭合复位未能成功的原因之一往往是忽略了骨折断端的旋转移位。

纠正骨折断端旋转移位的要点是:首先要正确判断骨折近端旋转移位的方向和角度,再将骨折远端做相对应的旋转。

要想判断骨折近端是否发生旋转移位,可以根据肢体外形(参考第五章肱骨髁上骨折相关内容)和 X 线片来判断,如果 X 线片显示骨折远端和近端断面不对称(一侧宽,而另一侧窄),就意味着骨折断端之间必然存在旋转移位。

那么,我们如何判断骨折近端的旋转角度呢? 因复位中要将骨折远端做相应的旋转,请参考第四章肱骨干骨折及第六章前臂骨折相关内容。

3. 纠正骨折断端侧方移位　此时,在适当的牵引力下,对于骨折断端(如肱骨髁上骨折、桡骨骨折)发生移位的位置,施以相反方向(即逆方向)的推挤力,这是为骨折复位的最后步骤——纠正骨折掌背侧移位提供必要的条件。

4. 纠正骨折断端掌背侧移位　当纠正了骨折断端的重叠、旋转及侧方移位之后,骨折断端之间往往仅存 1~2mm 重叠的掌背侧移位(这是由于残存骨膜仍存有一定张力)。以前臂骨折中桡骨骨折为例,在助手的持续牵引下,术者用双手拇指将骨折远近端一并用力推向掌侧,使骨折远近断端在掌侧搭接。然后,用双手拇指对已相互搭接的远近端骨折施以相反的推挤力(即向骨折背侧)。此时,往往可听到骨折断端相互咬合的嵌插声音,表明骨折已完全复位(具体参考第九章桡骨远端骨折治疗部分)。

通过骨折断端之间相互嵌插复位,使骨折复位处于稳定状态,之后可选用石膏或夹板进行外固定。

临床医师如能掌握此种复位技术,争取一次复位成功,更有利于骨折早期愈合。

六、固定

闭合复位可减少因切开复位而造成的对骨折断端血供的损害,从而减少骨折不愈合和延迟愈合的发生率。对于由高暴力造成的、移位大的、发生在肌肉丰厚部位的骨折(如股骨干、肱骨干骨折),选择固定力强的内固定用具是必要的。因此,对一些类型的骨折,闭合复位技术与内固定治疗相结合,可达到更加理想的治疗效果。

对于四肢干骺端稳定骨折,通常用来配合闭合复位的固定方式有石膏、夹板和经皮穿针固定。

1. 石膏　石膏作为骨折外固定用具,已有两百多年的历史,它的固定作用是通过对骨折断端两个邻近关节的制动,来维持骨折复位后的位置。因其笨重,现已多被塑料用具取代。

石膏固定主要适用于稳定骨折复位之后。

【缺点】固定力弱,限制了邻近关节的活动,易导致邻近关节僵直,现多作为内固定术后的辅助工具,或用于将肢体关节临时固定于某种限定位置(如韧带或其他软组织损伤)。

2. 夹板固定　又称小夹板固定,是我国临床首创。利用夹板本身的弹性及纸垫和捆扎布带可对受伤肢体形成点性挤压力。依据骨折复位后再移位的趋势,在骨折断端周围正确加垫,可在夹板原有固定作用的基础上形成对断端有针对性的作用力,以限制骨折复位后再移位。此外,如果复位后对位欠佳,在骨折断端周围加垫可形成长效作用力,对骨折起到持续复位作用。

适用于关节外稳定骨折,如科利斯骨折,以及复位后骨折断端嵌插良好的长管状骨骨折。

【优点】轻便,较石膏局部固定力强,不限制邻近关节活动。

【缺点】术后需要专业护理,如捆扎布带过松、夹板移动,则可发生骨折再移位;如布带捆扎过紧,则会引起患者不适,甚至血液循环障碍。

3. 经皮穿针固定　是通过2~3枚克氏针经皮穿过骨折线,直达对侧皮质骨而达到固定作用。

适用于干骺端骨折(如肱骨外科颈、肱骨髁上骨折)及块状骨骨折(如跟骨、距骨骨折)。

【优点】固定力可靠,易护理,较内固定简便易行;待骨折愈合后,可随时拔除;用于肱骨髁上骨折的治疗时,与石膏、夹板相比较,临床证明可明显降低肘内翻畸形发生率。

临床医师经常担心经皮穿针固定会引起骨折部位的感染,但其实克氏针在所有的伤口引流物中是引流效果最好的,只要术后注意针眼处皮肤的清洁,骨折深部感染几乎是不会发生的。骨科临床还应用克氏针进行骨折牵引,国内外已积累数十万例相关经验,其深部感染率不足0.5%,故可推荐使用。

4. 闭合复位配合髓内钉内固定　儿童和青少年长管状骨骨折使用闭合复位弹性钉内固定,成人长管状骨骨折使用闭合复位髓内钉固定,这两种内固定方式均可不暴露骨折断端,最大限度地减少对骨折断端血运及周围软组织的破坏。

七、功能锻炼

由于闭合复位几乎不造成骨折周围软组织再损害,患者不需要等待肌肉愈合后再开始进行功能锻炼,故与切开复位相比较,可更早开始功能锻炼,但所有功能锻炼同样需要在医师的指导下进行。

(张铁良)

上肢骨折

第二章

锁 骨 骨 折

锁骨骨折是一种常见的骨折,占成人全身骨折的 2.6%~4.0%,占儿童骨折的 5%~15%,其中以锁骨中段骨折最为常见,占锁骨骨折的 80%。闭合复位外固定是儿童和青少年患者单段锁骨骨折(图 2-1)首选的治疗方法。大多数的锁骨骨折通过保守治疗的方式均能恢复良好的功能。

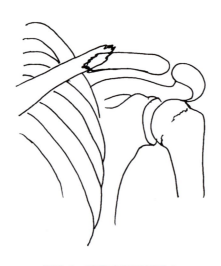

图 2-1　锁骨中段骨折示意

一、解剖

锁骨,呈横置的 S 形,位于肩部和胸骨之间,全长于皮下均可摸到。中间部分是锁骨体;内 2/3 凸向前,呈三棱形,粗大;外 1/3 凸向后,上下扁;上面光滑,下面粗糙;形似长骨,但无骨髓腔。锁骨可分为一体两端,内侧端粗大,与胸骨柄相关节,称为胸骨端;外侧端扁平,与肩胛骨的肩峰相关节,称肩峰端。锁骨支持肩胛骨,是上肢与躯体连接的唯一支架。

二、损伤机制和骨折分型

锁骨骨折的发生可由直接或间接暴力引起,其中多由于跌倒时间接暴力所致,摔伤肩部是其最常见的损伤机制。也可发生于交通事故及运动时的冲击。锁骨中 1/3 处发生骨折最常见,约占 80%;外 1/3 次之,约占 15%;内 1/3 发生骨折较为少见(图 2-2)。

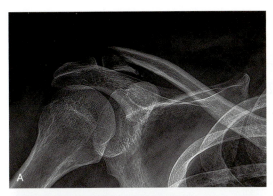
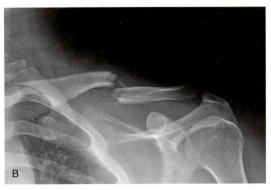
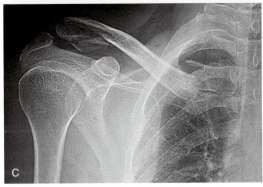

图 2-2
锁骨骨折
A. 锁骨外 1/3 骨折; B. 锁骨中 1/3 骨折;
C. 锁骨内、外 1/3 骨折。

三、诊断

有明确外伤史,患者头偏向患侧,患侧肢体内收,以健侧手拖住患肢前臂。在体格检查中尤其要注意检查皮肤的完整性,注意检查是否有骨折断端凸起于局部皮下,甚至骨折近端凸起将局部皮肤顶起,如存在以上情况则代表有形成开放性骨折的潜在风险。

四、治疗

锁骨骨折的治疗方法,文献记载不下百种,归纳起来分为两类:即切开复位内固定和闭合复位外固定。

锁骨由于附着肌肉丰富,血供丰富,骨折后即使不作任何处理,自然愈合率也很高,尤其是年轻患者,即使骨折出现畸形愈合,对肩部的活动也不会有大的影响。

(一)切开复位内固定

切开复位可在直视下实现骨折解剖复位,适合成人多段骨折、开放性骨折,以及骨折块愈合后可能压迫神经、血管的情况,或者患者伴有其他部位的骨折时。切开复位更便于患者术后进行护理。

但是近年来骨科临床有滥用切开复位的趋势,随之而来的便是骨折不愈合及延迟愈合的情况增加(图 2-3)。

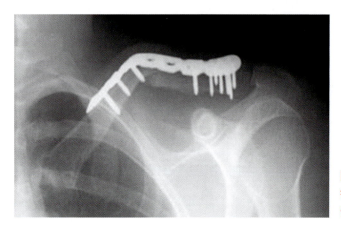

图 2-3
锁骨骨折切开复位接骨板内固定术后骨折不愈合

(二)闭合复位外固定

锁骨闭合复位技术容易掌握,但关键问题是迄今为止尚没有一种理想的外固定方法和外固定用具。这是因为人体躯干与肩部运动所产生的应力都集中于锁骨,目前尚没有一种外固定用具能够确保锁骨骨折复位后不会发生位置的丢失。因此,闭合复位最适合于儿童和青少年的锁骨骨折,此年龄段骨膜肥厚,骨愈合快,骨塑形能力强,即使骨折畸形愈合,随着年龄的增长,畸形也能自行塑形,肩关节功能也可以恢复正常。而且,年龄越小,骨塑形能力越强;12 岁以下,尤其是婴幼儿,无手术指征时应禁用切开复位。对于成年人最为多见的锁骨中 1/3 骨折,也可选用闭合复位外固定,从骨折不愈合率来比较,切开复位内固定的不愈合率为 3%~6%,闭合复位外固定的不愈合率为 0.2%~0.6%。

锁骨骨折闭合复位的主要缺点是骨折断端容易发生重叠移位。其优点是治疗简单易行,患者免遭切开复位之苦,且骨折愈合时间比切开复位明显缩短。骨愈合后,肩关节功能可以完全恢复,随着时间的推移,骨折断端残余外观畸形也可逐渐减小。

为了减少骨折断端重叠的发生,患者在术后应该经常保持挺胸、双肩后耸的姿势(如双手叉腰挺胸),经常调整固定带松紧,睡眠时宜采用半卧位,避免侧卧,定期找医师复诊,在医师的指导下进行肩关节功能锻炼。

1. 复位　患者端坐于凳子上,不使用任何麻醉。术者站立在患者背后,用双手握住患者双肩,用一条腿的膝部顶着患者后背正中,使患者胸部前挺,术者双手向后拉患者肩部使其双肩后展,即可纠正骨折重叠移位(图 2-4)。

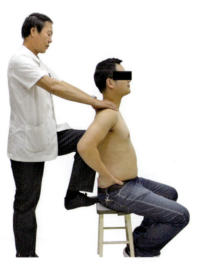

图 2-4　锁骨骨折闭合复位

2. 固定　固定的目的是保持患者挺胸、肩后展的姿势,防止患者向前旋肩。当前常用的外固定仍是 8 字绷带、锁骨带(图 2-5)或布绷带(简称双圈固定)(图 2-6)。

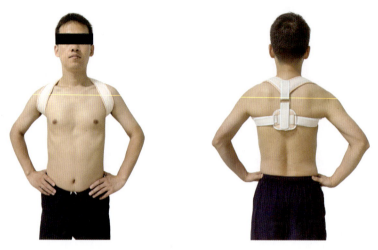

图 2-5　锁骨带固定

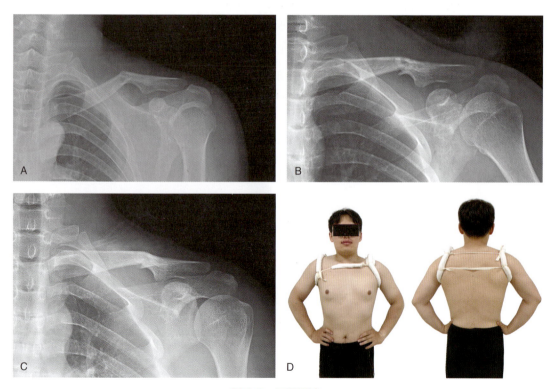

图 2-6　双圈固定

A. 复位前 X 线片；B. 闭合复位双圈固定 3 周后 X 线片；C. 4 个月后 X 线片；

D. 双圈固定外观：用绷带制成双圈，保持患者双肩部后展及胸部前挺。

固定时间:成人 6~8 周,儿童 3~4 周。固定期间定期复查,调整外固定的松紧度,纠正固定姿势及检查上肢血运和神经症状,解除固定后,逐步恢复肩功能活动,一般伤后 3~4 个月,骨折坚强愈合后,再恢复正常肢体活动。

五、典型病例

典型病例 1　患者男性,15 岁。因右锁骨中 1/3 骨折采取锁骨带固定治疗(图 2-7)。

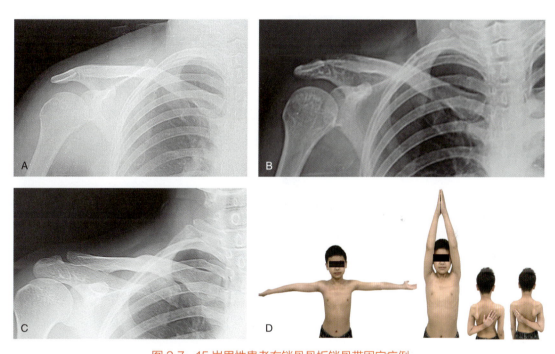

图 2-7　15 岁男性患者右锁骨骨折锁骨带固定病例

A. 复位前 X 线片;B. 外固定 3 周后 X 线片;C. 锁骨带固定 1 年后 X 线片,骨折坚强愈合;
D. 1 年后患肩功能完全恢复。

典型病例 2　患者男性,29 岁。因左锁骨中段骨折予单纯双圈固定治疗(图 2-8)。

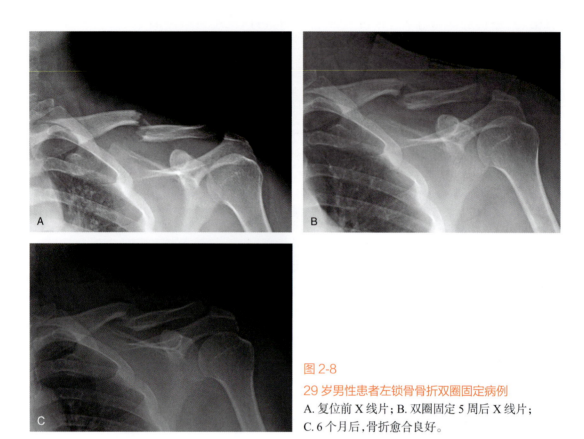

图 2-8
29 岁男性患者左锁骨骨折双圈固定病例
A.复位前 X 线片;B.双圈固定 5 周后 X 线片;
C.6 个月后,骨折愈合良好。

典型病例 3　患儿男性,12 岁。因右锁骨骨折予单纯锁骨带固定(图 2-9)。

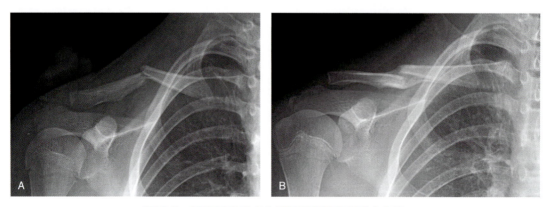

图 2-9　12 岁男性患者右锁骨骨折锁骨带固定病例
A.复位前 X 线片;B.予锁骨带固定 4 周,伤后 10 周后 X 线片。

典型病例 4　患者女性，43 岁。因左锁骨骨折予闭合复位克氏针髓内固定（图 2-10）。

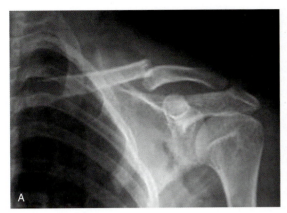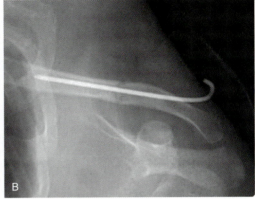

图 2-10　43 岁女性患者左锁骨骨折克氏针髓内固定病例
A. 首诊 X 线片；B. 闭合复位克氏针内固定术后 X 线片。

（李海波　王宏川）

参考文献

［1］ 杨阳，王亚薇，马剑雄，等. 非手术治疗锁骨中段骨折不愈合的风险因素分析 [J]. 中国矫形外科杂志，2015, 23 (22): 2067-2069.

［2］ 泉源，刘洋，张培训. 锁骨骨折的治疗进展 [J]. 中华肩肘外科电子杂志，2020, 8 (03): 197-202.

［3］ 杨帆，王东，孙海钰，等. 锁骨骨折植入物内固定与保守治疗效果比较的 Meta 分析 [J]. 中国组织工程研究，2014, 18 (22): 3567-3573.

［4］ EDEN L, DOHT S, FREY S P, et al. Biomechanical comparison of the Locking Compression superior anterior clavicle plate with seven and ten hole reconstruction plates in midshaft clavicle fracture stabilisation [J]. Int Orthop. 2012 Dec; 36 (12): 2537-2543.

［5］ 熊川，李锦，陈李伟. 锁骨中段骨折三种固定的有限元分析 [J]. 中国矫形外科杂志，2021, 29 (20): 1873-1877.

第三章

肱骨外科颈骨折

肱骨近端骨折约占成人骨折的 5%，在四肢骨折发生率中仅次于髋部骨折与桡骨远端骨折，该疾病的发生与老年人骨质疏松体质密切相关，约 3/4 的肱骨近端骨折发生于 60 岁以上的老年患者，通常继发于低能量损伤，如跌倒等。大多数老年肱骨近端骨折为无移位或轻微移位骨折，保守治疗效果良好。儿童肱骨近端骨折发病率约占小儿骨折的 2%，多发生于 5~12 岁儿童，由于其强大的重塑潜能及肩关节活动的代偿，绝大多数肱骨近端骨折可采取非手术方式治疗。在临床实践中发现，闭合复位经皮穿针固定治疗肱骨外科颈骨折具有方法简便、疗效好且并发症少的优点。肱骨外科颈骨折见图 3-1。

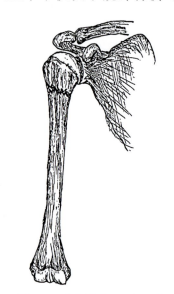

图 3-1　肱骨外科颈骨折示意

一、解剖

肱骨上端呈半球形的肱骨头，与肩胛骨的关节盂形成盂肱关节，是肩关节中最主要的部分。在肱骨头外侧和前方各有一隆起，分别是大、小结节，它们各向下延伸成一纵嵴，分别称为大结节嵴和小结节嵴。两结节之间有一条沟，称为结节间沟。肱骨大、小结节与肱骨干交界处较细，称为外科颈，恰是松质骨与皮质骨的移行部位，是肱骨外科颈骨折的发生部位。

上肢带肌：上肢带肌位于肩关节周围，均起自上肢带骨，止于肱骨，能运动肩关节，并能增强关节的稳固性。肩袖又叫旋转袖，是包绕在肱骨头周围的一组肌腱复合体,肱骨头的前方为肩胛下肌腱,上方为冈上肌腱,后方为冈下肌腱和小圆肌腱,这些肌腱的运动使肩关节内旋、外旋和上举,但更重要的是,这些肌腱将肱骨头稳定于肩胛骨关节盂上,对维持肩关节的稳定和肩关节活动起着极其重要的作用。三角肌位于肩部,呈三角形,它起自锁骨的外侧端、肩峰和肩胛冈,肌束逐渐向外下方集中,止于肱骨三角肌粗隆,该肌肉的主要作用是使肩关节外展,当其近端固定时,前部肌纤维收缩使上臂屈、水平屈和内旋,后部纤维收缩使上臂伸、水平伸和外旋,中部或整块肌肉收缩使上臂外展。

二、损伤机制和骨折分型

Neer(1970 年)提出肱骨外科颈骨折的分型方法,此种分型方法包含骨折的解剖部位、骨块移位的程度和不同组合等因素。他将肱骨近端分为 4 个组成部分:即肱骨头、大结节、小结节和肱骨干,凡是骨折块之间成角 ≥45° 或骨折块间移位>1cm 者均视为移位;达不到上述标准时,均视为无移位,即一部分骨折。根据以上 4 部分的关系,将骨折分为:①一部分骨折(无移位骨折);②两部分骨折(两个解剖部位之间移位达到上述标准);③三部分骨折(三个解剖部位之间移位达到上述标准);④四部分骨折(四个解剖部位之间移位达到上述标准)(图 3-2)。

Neer Ⅰ型无移位骨折最为多见,多发生于老年骨质疏松患者。如肱骨头部与肱骨干部之间发生移位>1cm,或成角>45°,则属于 Neer Ⅱ型,其中以肱骨外科颈骨折最为常见。

受伤机制:老年人跌倒时,多为肩或肘的外侧着地,形成骨折断端向内侧成角,称为外展型骨折(图 3-3)。在青少年跌倒时多为手掌撑地,传导暴力使骨折端向外侧成角(青少年骨骺未闭合前常为近端骨骺分离),称为内收型骨折(图 3-4)。

无论是内收型骨折还是外展型骨折,肱骨外科颈骨折或肱骨近端骨骺滑脱骨折的骨折断端总是向前成角(图 3-5),或因受胸大肌牵拉导致骨折近端在后、骨折远端在前,形成骨折前后重叠移位(图 3-6)。其原因是:①肱骨近端头颈之间存在 15° 左右的前倾角;②肩袖肌及胸大肌附着点形成合力(图 3-7);③跌倒时手撑地传达的暴力,迫使骨折远近端形成向前外成角移位。多见于青年、中年、壮年患者,闭合复位的主要目的是纠正骨折断端前后移位。

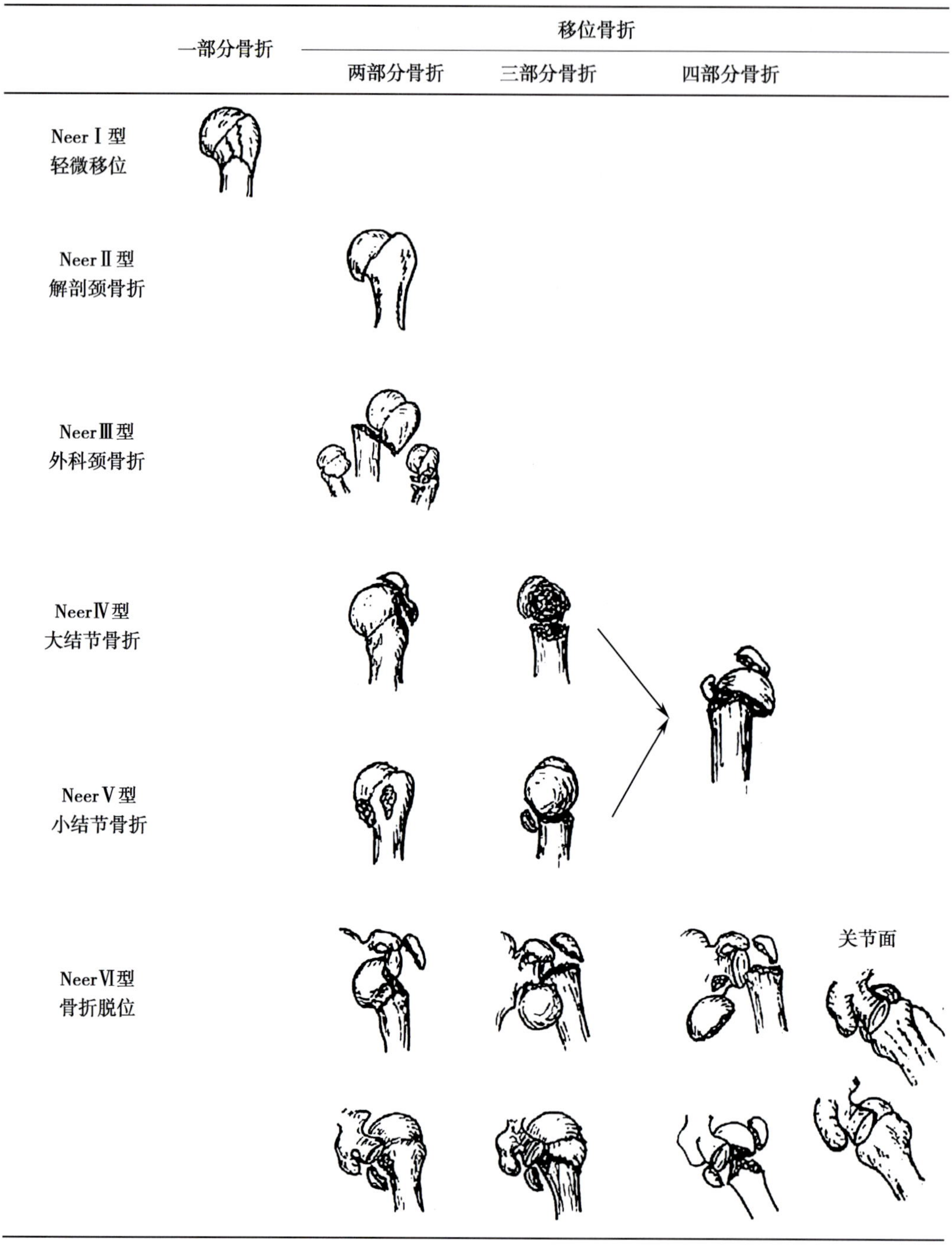

图 3-2　肱骨近端骨折 Neer 分型示意

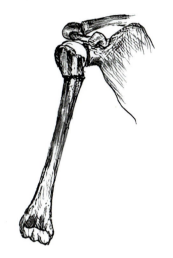
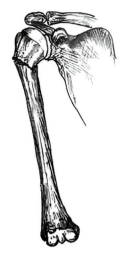

图 3-3 外展型肱骨外科颈骨折
（骨折断端向内成角）示意

图 3-4 内收型肱骨外科颈骨折
（骨折断端向外成角）示意

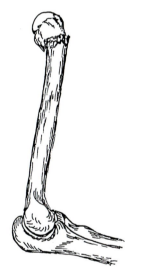
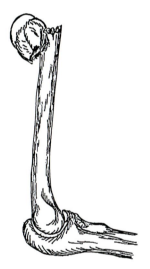

图 3-5 肱骨外科颈骨折远近端
形成向前成角移位示意

图 3-6 肱骨外科颈骨折远近端
前后重叠移位示意

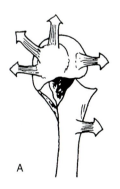
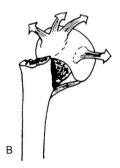

图 3-7
肱骨外科颈骨折移位方向示意
A. 肱骨外科颈骨折后，肩袖牵拉肱骨头，使
其前屈、外展及轻度外旋；B. 骨折远端受胸
大肌向前、内方向牵拉（后内侧骨膜多保持
完整），故形成骨折断端向前及向外成角（内
收型）。

三、诊断

（一）Neer Ⅰ型

无移位、嵌插型或轻度移位的肱骨外科颈骨折均属于 Neer Ⅰ型,不需要治疗,以颈腕吊带将患肢悬吊于胸前,固定 4~6 周即可。在固定期间,逐渐练习肘、腕功能活动,及耸肩或前后轻度摆动肩关节活动。

（二）Neer Ⅱ型

即移位的肱骨外科颈骨折(包括肱骨近端骨骺分离),此型在移位骨折中最常见,占肱骨近端移位骨折的 70%~80%,首选治疗方法是闭合复位。采用经皮穿针固定,其优点是:治疗过程中对肩部软组织损伤小,骨折愈合率高,功能恢复早。

四、治疗

闭合复位治疗肱骨外科颈骨折时,骨折断端向内或向外成角移位很容易被纠正,重点是如何复位骨折远端向前、近端向后的重叠移位或向前的成角移位。

（一）复位要点

1. 术前准备　虽然以侧卧位及腋下位投照显示肱骨上端最为准确,但对于因疼痛而出现活动严重受限的患者并不适用,故现在临床中仍采用站立位投照摄片的方式:前后位投照可反映骨折侧方移位,穿胸位投照(健侧肢体上举)可反映骨折前后移位。虽然站立位投照的准确度和清晰度比侧卧位及腋下位投照差,但患者易接受,简便易行,基本属于二维方向摄影,可作为临床治疗的参考。

2. 麻醉　在骨折处抽吸血肿,成人局部注入 1% 的利多卡因约 5ml,儿童注入 2~3ml。闭合复位不需要采用全身麻醉,局部麻醉可保持患肢肌肉张力,有利于复位后稳定。

3. 肩关节肌肉丰满,骨折近端短,不易控制,故应熟练掌握闭合复位技术要领,且术中术者和助手须密切配合。因骨折复位后骨折断端的嵌插将有助于复位后位置的保持,利于骨折早期愈合,故应争取一次复位成功,以避免暴力下或反复复位磨损骨折断端,影响骨折断端的嵌插效果。

（二）复位方法

1. **仰卧式复位法**　患者仰卧于床上，在其患肢腋下垫一棉垫，第二助手持牵引布带（布带宽度约 3cm，不宜过宽，以免妨碍术者操作）向患者头部方向牵引；第一助手牵引患肢，向下肢方向牵引。第一助手与第二助手对抗牵引，第二助手逐渐加大牵引力，以纠正骨折断端重叠移位（视频 3-1，图 3-8）。

纠正骨折远近端侧方移位：术者站在患者患肢外侧，在第一助手牵引力的配合下，先纠正骨折侧方移位，术者对成角处予以反方向施力（不必担心过度施力）（图 3-9）。

纠正骨折远近端前后移位是复位的关键。术者蹲踞在患者患肢下方，用双手拇指顶住骨折远段之近端，其余手指按压骨折近段之远端。在第一助手持续牵引，保持牵引力不中断的情况下，向上抬举患肢，直至患肢与躯干成 90°，此时，骨折远近端在向前成角的状态下搭接，术者双手拇指及其余手指在相对方向骤然用力，可闻及骨折断端嵌插声，表明骨折已对位（图 3-10）。

视频 3-1
肱骨外科颈骨折
仰卧式复位法

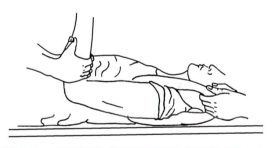

图 3-8　牵引纠正肱骨外科颈骨折断端重叠移位示意

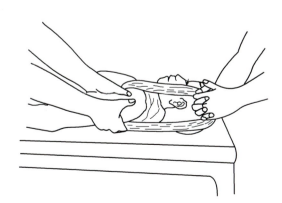

图 3-9　闭合手法复位纠正肱骨外科颈骨折侧方移位示意

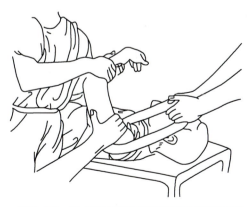

图 3-10　闭合手法复位纠正肱骨外科颈骨折向前成角或骨折远近端前后重叠移位示意

2. 俯卧式复位法 此种方法为天津医院首创。其优点是术者容易控制骨折近端,利用患肢前伸所形成的杠杆力量,很容易纠正骨折向前成角及骨折近端在后、远端在前的重叠移位,尤其适用于青少年骨骺分离(Salter-Harris Ⅱ型)的治疗(视频 3-2)。

患者俯卧于床,在患侧胸前垫一薄枕,头转向对侧,患肢自然下垂于床旁(图 3-11)。助手半蹲于患肢前方,双手握住患肢肘关节向地面方向牵引(其反向作用力由床面承担),因借助患者患肢下垂的重力,牵引力不需要过大。

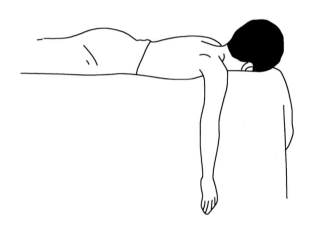

视频 3-2
肱骨外科颈骨折
俯卧式复位法

图 3-11 肱骨外科颈骨折俯卧式复位法示意

首先,术者纠正骨折侧方移位(很容易纠正),复位重点是纠正骨折断端前后移位。术者蹲于患肢后面,因腋部无牵引带,术者很容易用双拇指顶住骨折近端(相当于肱骨头后方),其余手指握住骨折远段的近端(图 3-12、图 3-13),然后,术者用双手拇指自腋后向前推挤骨折近端,其余手指放在骨折远端向后拉压。当助手牵引患肢前伸,患肢与床面接近平行时,术者双拇指持续向前推,而其余手指向下后方向按压,骤然用力,借助患肢牵引向上时所形成的杠杆力量,很容易纠正骨折断端向前成角移位或远近骨折端前后重叠移位(图 3-14、图 3-15)。术中可闻及骨折断端摩擦声,表明骨折已复位。

这种复位方法简单省力、损伤小,可行经皮穿入克氏针固定患肢,以保持牵引位置。

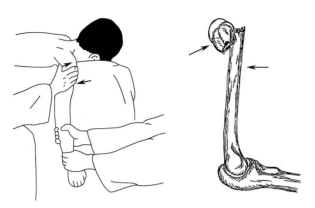

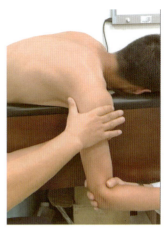

图 3-12 纠正肱骨外科颈骨折前后移位示意 1
箭头所示方向为用力方向。

图 3-13 纠正肱骨外科颈骨折前后移位外观 1

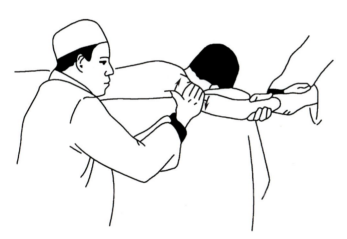

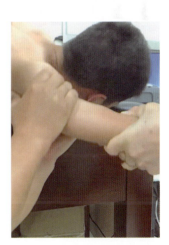

图 3-14 纠正肱骨外科颈骨折前后移位示意 2

图 3-15 纠正肱骨外科颈骨折前后移位外观 2

(三) 固定方式

如果使用俯卧式复位法,在复位成功后保持患肢持续牵引的状态下,助手消毒肩部外侧皮肤,经过三角肌、肱骨头向内、向下穿入 2.5mm 克氏针 2 枚,越过骨折断端直达肱骨外科颈骨折远段之近端,可稍稍穿透骨皮质或仅穿入骨皮质。术者经三角肌外侧由外上向内下或由外下向内上置入克氏针并穿过骨折断端,直达骨折断端内侧骨皮质(无须穿透骨皮质),即可达到稳定固定的目的(图 3-16、图 3-17)。术后患肢用颈腕吊带悬吊于胸前,术后 5~6 周可将克氏针拔除。

如果使用仰卧式复位法,复位成功后也可由前外下进针,进针点位于三角肌止点以上(不要过低,防止误伤腋神经),同样穿过骨折线,穿到肱骨头内。注意不要穿透关节面,同样需 C 臂透视验证(图 3-18)。

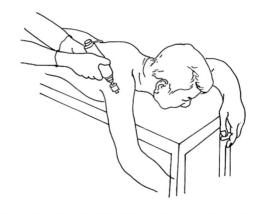

图 3-16　肱骨外科颈骨折经皮穿入克氏针固定示意

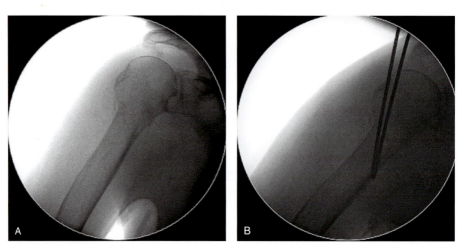

图 3-17　肱骨外科颈骨折俯卧式复位法复位后克氏针内固定
A. 复位后 X 线片;B. 经皮从骨折近端进针固定骨折断端。

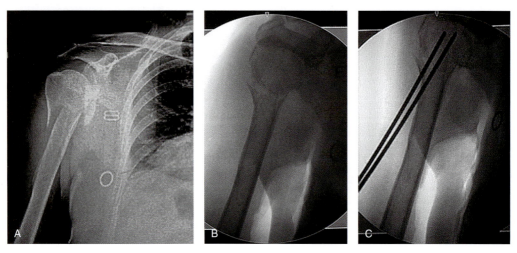

图 3-18　肱骨外科颈骨折仰卧式复位法复位后克氏针内固定
A. 复位前 X 线片;B. 复位后 X 线片;B. 经皮从骨折前外侧进针固定骨折断端。

固定成功后,将针尾剪短,埋于皮下,或将针尾留在皮外,用无菌纱布覆盖。注意保持针孔处清洁。固定后,用颈腕吊带将患肢悬吊于胸前(图 3-19)。青少年患者术后 3~4 周、成人患者术后 6~8 周可将固定针拔除。如果患者是青少年,肱骨近端骨骺滑脱,闭合复位后骨折断端嵌插稳定时,则无须穿针固定,复位后用夹板进行外固定,也可达到一样的治疗效果(图 3-20~ 图 3-22)。

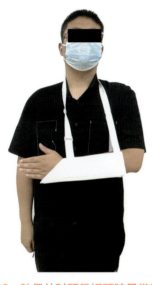

图 3-19　肱骨外科颈骨折颈腕吊带悬吊患肢

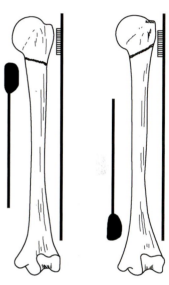

图 3-20　肱骨外科颈骨折夹板
固定力学示意

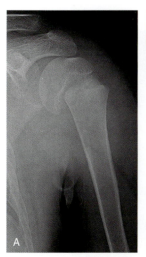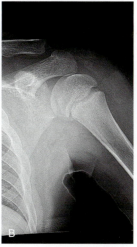

图 3-21　患者 13 岁,左肱骨近端骨骺滑脱
(类似成人内收型骨折)术前(图 A)、术后(图 B)X 线片

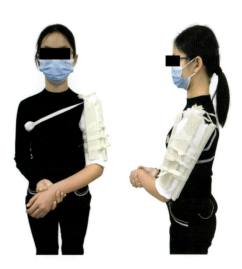

图 3-22　肱骨外科颈骨折复位后
夹板外固定

（四）功能锻炼

术后第 1 天，患者即可练习患肢前后摆动及耸肩活动。由于闭合复位不损伤肩关节囊及肩部肌群，故可比切开复位更早练习肩关节活动，从而减少术后肩关节粘连这一切开复位内固定最常见并发症的发生。

五、典型病例

典型病例 1　患者女性，65 岁。因摔伤导致右肱骨外科颈骨折，移位明显。经闭合复位后夹板固定治疗（图 3-23）。

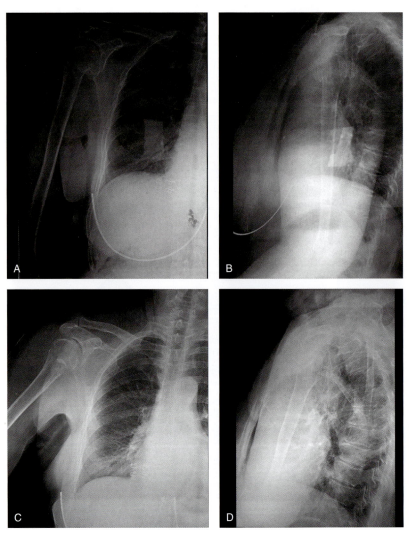

图 3-23　65 岁女性患者右肱骨外科颈骨折病例
A、B. 复位前正位及穿胸位 X 线片；C、D. 复位后正位及穿胸位 X 线片。

典型病例2　患儿男性,9岁。因右肱骨近端骨折(1米高跌落伤)行闭合复位夹板固定维持失败,予克氏针内固定(图3-24)。

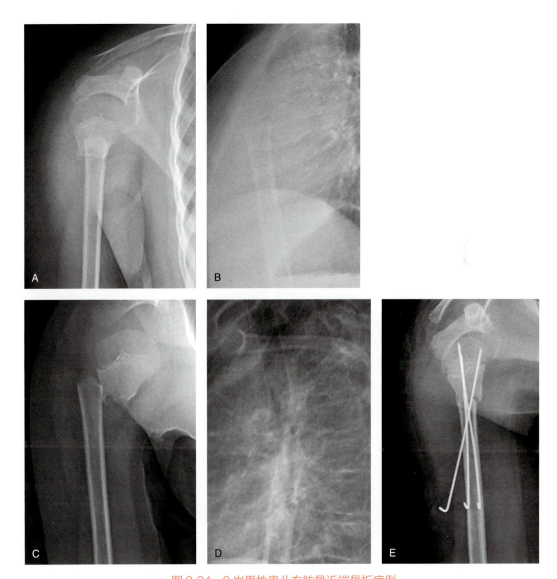

图3-24　9岁男性患儿右肱骨近端骨折病例

A、B.复位前正位及穿胸位X线片;C、D.急诊复位后3天正位及穿胸位X线片,对位丢失;
E.闭合复位克氏针内固定术后X线片。

典型病例 3 患儿女性,8 岁。因摔伤致右肱骨近端骨折,成角移位,经闭合复位后夹板固定治疗(图 3-25)。

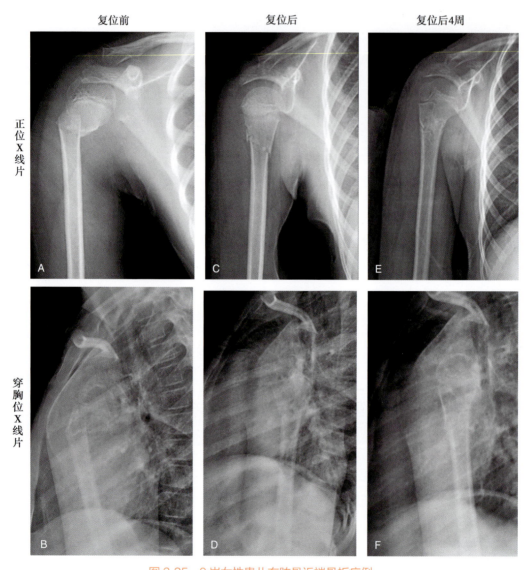

图 3-25 8 岁女性患儿右肱骨近端骨折病例
A、B. 复位前正位及穿胸位 X 线片;C、D. 复位后正位及穿胸位 X 线片,对位对线完全纠正;
E、F. 复位后 4 周正位及穿胸位 X 线片,骨折对位对线良好,达到临床愈合标准。

典型病例 4　患儿女性，12 岁。因练马术摔伤至左肱骨近端 Ⅱ 型骨骺损伤，经闭合复位后夹板固定治疗（图 3-26）。

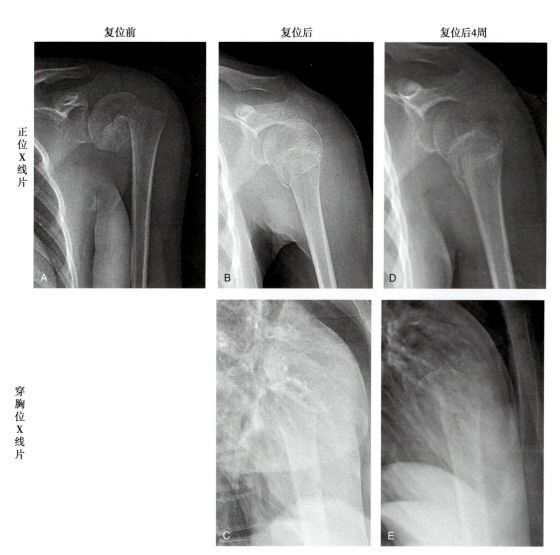

图 3-26　12 岁女性患儿左肱骨近端骨折病例
A. 复位前正位 X 线片；B、C. 复位后正位及穿胸位 X 线片，对位对线完全纠正；
D、E. 复位后 4 周正位及穿胸位 X 线片，骨折对位对线良好，达到临床愈合标准。

（赵洪洲　邢加辉）

参考文献

［1］王书元, 吴昊, 朱书朝. MultiLoc 髓内钉治疗肱骨近端骨折患者的疗效 [J]. 实用中西医结合临床, 2021, 21 (05): 23-24.

［2］韩新祚, 亓攀, 晋陶然, 等. 锁定钢板与髓内钉内固定术联合早期康复治疗肱骨近端骨折老年患者的临床疗效及可行性 [J]. 中国医科大学学报, 2024, 6: 525-530.

［3］DORSI M J, HSU W, BELZBERG A J. Epidemiology of brachial plexus injury in the pediatric multitrauma population in the United States [J]. J Neurosurg Pediatr, 2010, 5 (6): 573-577.

［4］齐鹏, 李伟, 董震. 弹性髓内针内固定治疗大龄儿童肱骨近端干骺端骨折 [J]. 中国骨与关节损伤杂志, 2021, 36 (05): 520-522.

第四章

肱骨干骨折

肱骨干骨折指肱骨外科颈以下 2cm 至肱骨髁上 2cm 之间的骨折。约占全身骨折的 1.31%。在近几十年的骨科著作中，均强调绝大多数的肱骨干骨折可经非手术治疗而痊愈，但具体治疗方案需考虑年龄骨折类型、骨折平面、移位程度、患者自身身体条件等。儿童肱骨干骨折占所有儿童骨折损伤不到 5%，主要集中在婴儿期和青少年期。因上肢骨骼是非负重的，功能恢复不需要严格解剖复位且肩、肘关节的屈伸及前臂旋转可部分代偿轻、中度的肱骨畸形，故绝大多数儿童肱骨干骨折可保守治疗。对于肱骨干单段骨折（AO 分型中的 A 型），若借助闭合复位加用髓内钉内固定，可显著提高骨折愈合率并降低并发症的发生率。

一、解剖

肱骨是上肢长管状骨，肱骨干指的是胸大肌止点到肱骨髁上的部分。肱骨体中部的外侧面有一粗糙骨面，为三角肌粗隆；后面有一条由内上斜向外下的浅沟，称桡神经沟，桡神经紧沿此沟经过。肱骨下端前后稍扁，有两个关节面，内侧的呈滑车状，称肱骨滑车；外侧的呈圆形突起，称肱骨小头。下端的内、外侧各有一突起，分别称为内上髁和外上髁。内上髁后面的浅沟称尺神经沟，尺神经由此通过。

二、损伤机制和骨折分型

（一）损伤机制

肱骨干骨折可由直接暴力、间接暴力或旋转暴力造成。

1. **直接暴力** 是造成年轻患者肱骨干骨折的常见原因,如机动车交通事故、外力打击、机械挤压伤、火器伤等,多发生于中 1/3 处,骨折呈横形或粉碎性骨折。

2. **间接暴力** 多见于老年人,摔倒时手或肘部着地,暴力经前臂、肘部传达至肱骨即发生斜形骨折或螺旋形骨折,常发生于肱骨干中下 1/3 处。

3. **旋转暴力** 如投掷标枪、手榴弹或掰腕扭转前臂时,多引起螺旋形骨折。典型损伤为投掷时,前臂及肱骨远端向前及内旋,而肩部及肱骨近端未能前旋,不协调应力作用于肱骨干中段,导致螺旋形骨折。

Klenerman 等人的试验证实:单纯压力可致肱骨干远端或近端骨折;折弯力可产生横形骨折;扭转应力可致螺旋形骨折;弯曲力和扭转力的复合作用通常可发生斜形骨折,常伴有蝶形骨块。

(二)骨折分型

目前,没有一种肱骨干骨折的分型方法被广泛认同。许多因素对于肱骨干骨折的分型都相当重要,如受伤机制(高能量损伤、低能量损伤、枪弹伤);骨折部位(上 1/3,中 1/3,下 1/3);骨折线是否达到关节;软组织损伤情况;是否伴有神经血管损伤;根据肱骨的骨质情况可分为骨质正常、骨质疏松与病理性骨折等。

国际内固定研究学会骨折分型(Association for the Study of Internal Fixation system classification,简称 AO)为通用的肱骨干骨折分型,其对于肱骨干骨折是按照骨折的粉碎程度进行分型的:A 型为简单的横形、斜形、螺旋形骨折;B 型有蝶形骨块;C 型为粉碎性骨折(图 4-1)。

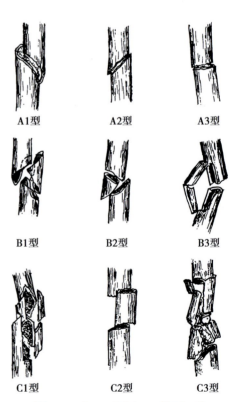

图 4-1 肱骨干骨折 AO 分型示意

三、诊断

按照 AO 分型,对于 B1 型、B2 型、B3 型,C1 型、C2 型、C3 型肱骨干骨折,为获得骨折良好对位,通常均需采用切开复位,在直视下将骨折对位并进行内固定。

但对于 A1 型、A2 型、A3 型肱骨干骨折,借用闭合复位、经皮穿入髓内钉内固定是一项值得推荐的治疗手段。对骨折断端移位不大、复位后骨折断端嵌插的骨折,还可在复位后用夹板或石膏外固定。由于非切开复位治疗不损伤骨折断端的血运及软组织,骨折可获得早期愈合,并减少切开复位并发症的发生率。

四、治疗

对于任何长管状骨骨折,闭合复位的顺序均为:纠正重叠移位→纠正旋转移位→纠正侧方移位→纠正前后移位。

(一)纠正骨折远近端重叠移位

选用臂丛神经阻滞麻醉或全身麻醉。患者取仰卧位。首先纠正骨折重叠移位,助手用牵引带经腋后向头部方向牵引,另一助手将患肢肘部屈曲握住骨折远端,向肘部方向牵拉,牵引力逐渐加强,注意避免因用力过大而造成过度牵引(图 4-2)。

(二)纠正骨折远近端旋转移位

纠正骨折旋转移位的要点是:首先判定骨折远近端旋转位置和程度,再将骨折远端作相应的旋转。

如何判断骨折远近端旋转移位?首先术者需参照肩关节正位 X 线片,以了解骨折近端(即肱骨头端)旋转移位的程度。肩关节正位 X 线片可以有以下几种表现。

1. 旋后位　肱骨头中心朝向肩盂关节中心,此时外科颈显示最全、最长

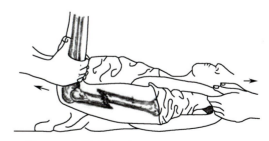

图 4-2　牵引、纠正肱骨干骨折重叠移位示意

（图 4-3）。

2. 中立位　肱骨头中心指向肩盂关节后缘（图 4-4）。

3. 旋前位　肱骨头中心指向肩盂后方，此时外科颈显示最短（图 4-5）。

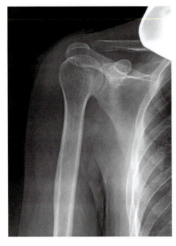 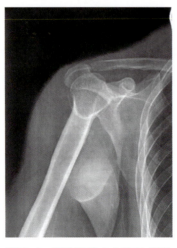 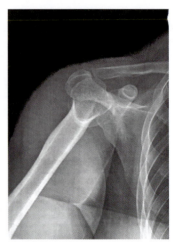

图 4-3　肩肱关节旋后位 X 线片　　图 4-4　肩肱关节中立位 X 线片　　图 4-5　肩肱关节旋前位 X 线片

如果肩关节正位 X 线片显示肱骨头处于旋后位，则表示肱骨近端也处于旋后位，此时需将患肢肘部放置于旋后位（即将患肢肱骨内、外髁连线与患者身体冠状面相平行），如此，将骨折远端也处于同样旋后位。

如肩关节正位 X 线片显示肱骨头为中立位，则需将患肢肘部相应地置于中立位（即肱骨内、外髁连线与患者身体冠状面成 45°）。

如肩关节正位 X 线片显示肱骨头为旋前位，则需将患肢肘部相应地置于旋前位（即肱骨内、外髁连线与患者身体冠状面成 90°）。

上述步骤可有效纠正肱骨干远近断端旋转移位。

（三）纠正骨折侧方移位

纠正骨折远近端旋转移位之后，术者双拇指推挤骨折远端，其余手指向反方向用力拉拢（图 4-6）。

（四）纠正骨折前后移位

侧方移位纠正后，在保持牵引的条件下，纠正骨折断端前后移位（此时，牵引力可配合加大），首先将骨折断端搭接上，然后轻轻地前后摆动，以加强骨折断端的嵌插(图4-7)。

（五）夹板外固定

对于AO分型中A1型、A2型及A3型肱骨干骨折断面大(如斜形骨折)、闭合复位后骨折断端嵌插稳定的青少年肱骨干骨折,或拒绝接受内固定治疗的老年患者,在复位后可用夹板固定,借助布带捆绑和纸垫三点挤压力,维持骨折复位后的稳定(图4-8、图4-9)。但要注意,术后需要定期复查(图4-10),如有再移位,须及时纠正。

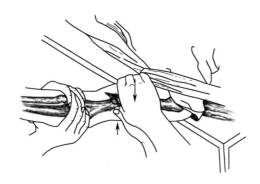

图4-6　纠正肱骨干骨折侧方移位示意

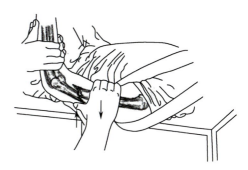

图4-7　纠正肱骨干骨折前后移位示意

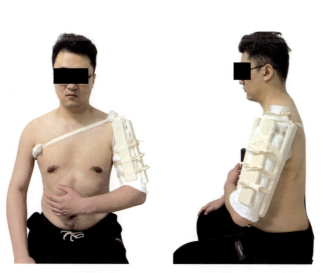

图4-8　夹板固定肱骨干骨折

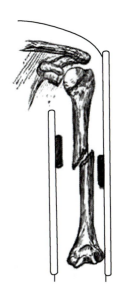

图4-9　肱骨干骨折夹板纸垫安放示意

借助布带捆扎,纸垫产生的反向压力,保持复位后位置稳定。

复位前 复位后

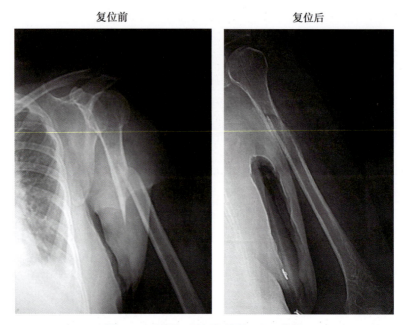

图 4-10　肱骨干骨折复位前、后 X 线片

(六) 闭合复位 + 髓内钉内固定(详见第十四章)

对于儿童和青少年(16 岁以下)患者,闭合复位 + 髓内钉内固定是治疗肱骨干骨折最理想的方法,尤其适用于 A1 型、A2 型、A3 型肱骨干骨折。麻醉后常规消毒铺巾,首先由肱骨上端经皮穿入 1 枚导针,进入接近骨折近端的髓腔内,向下推入到接近骨折断端处(图 4-11~ 图 4-13)。闭合复位后经 C 臂透视证明骨折对位良好后,再将导针穿入骨折远端,随后再将髓内钉沿导针打入,达到骨折内固定要求。

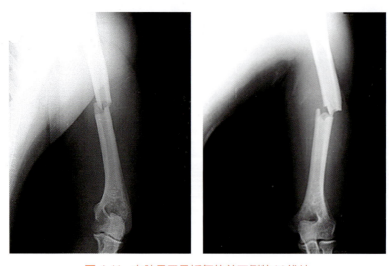

图 4-11　左肱骨干骨折复位前正侧位 X 线片

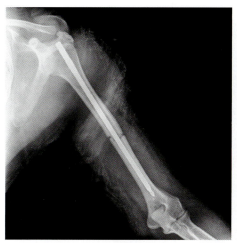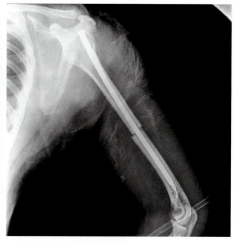

图 4-12　左肱骨干骨折闭合复位后,用膨胀弹性髓内钉内固定之后的 X 线片

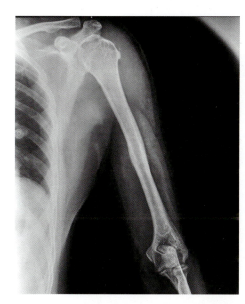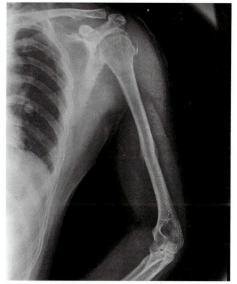

图 4-13　左肱骨干骨折弹性髓内钉固定后 1 年半,骨折完全愈合,
将内固定取出后正侧位 X 线片

　　闭合复位弹性髓内钉固定(图 4-14、图 4-15),尤其适用于少年(10~16 岁)患者。在患肢肱骨内、外髁近侧 1.0~2.0cm 处进钉,钉的直径为 0.2~0.3cm,进钉前将弹性髓内针弯曲成弧度,使弧度顶点大致对到骨折线处,当内外两侧弹性髓内钉穿入髓腔至接近骨折线处,运用闭合复位手法将骨折对位,随即将弹性髓内钉推入,钉尖则返回到进针同侧骨皮质且达到固定作用。

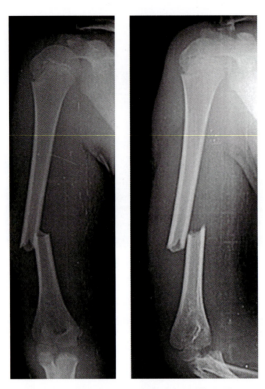

图 4-14　右肱骨干骨折复位前正侧位 X 线片

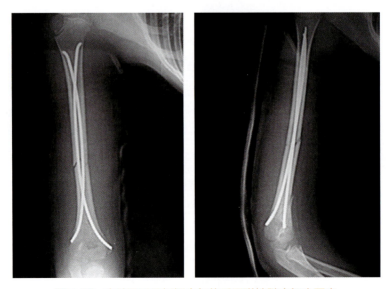

图 4-15　右肱骨干骨折闭合复位后用弹性髓内钉内固定

对于儿童和青少年患者来说,闭合复位＋弹性髓内钉内固定是理想的治疗方法。

五、典型病例

典型病例 1　患儿男性,8 岁。因摔伤致右肱骨干骨折伴锁骨中段骨折（图 4-16）。

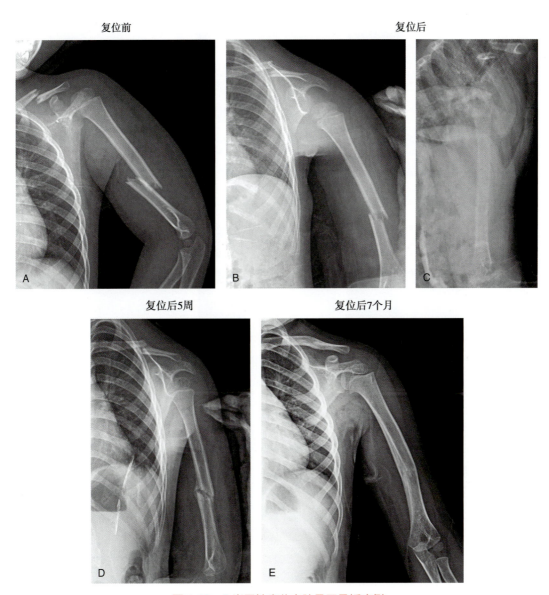

图 4-16　8 岁男性患儿右肱骨干骨折病例

典型病例 2　患者男性,43 岁。因摔伤致左肱骨干骨折(图 4-17)。

复位前　　　　　　复位后　　　　　　复位后 10 周

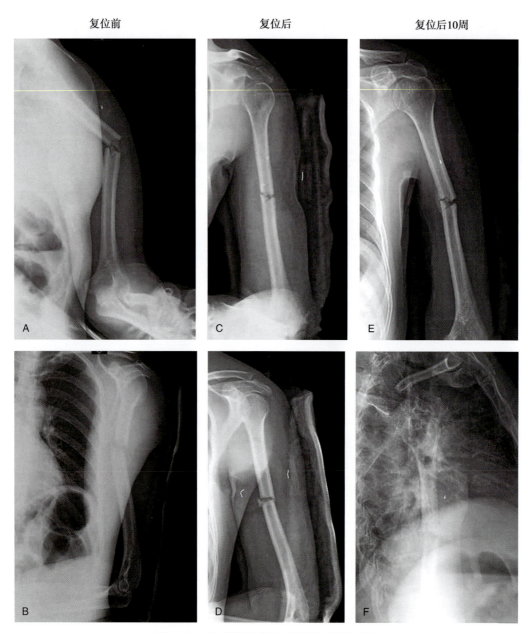

图 4-17　43 岁男性患者左肱骨干骨折病例
A、B. 复位前 X 线片;C、D. 复位后 X 线片;E、F. 复位后 10 周复查 X 线片。

(张铁良　陈岿阁)

参考文献

［1］王亦璁, 姜保国. 骨与关节损伤 [M]. 北京: 人民卫生出版社, 2012: 777-778.
［2］邱贵兴. 骨科学 [M]. 北京: 中华医学电子音像出版社, 2016: 138.
［3］颉强, 赵黎, 等. 洛克伍德- 威尔金斯儿童骨折 [M]. 8 版. 北京: 北京大学医学出版社, 2019: 709.

第五章

肱骨髁上骨折

肱骨远端骨折占成人骨折的 2%~6%,占成人肘部骨折的 30%。肱骨髁上骨折是儿童最常见的骨折类型之一,发病率为 3.3%~16.6%,占儿童肘部骨折的 60%,以 5~7 岁的男童多见。97% 的儿童肱骨髁上骨折为伸直型骨折,通常是由于在伸手和完全伸肘时摔倒引起。

一、解剖

肱骨下端前后变扁,向前凸约 45°。肱骨下端包含两个关节面,偏内侧为滑车关节面,即肱尺关节;外侧圆形突起为肱骨小头,与桡骨小头构成肱桡关节。在肘关节近端有两个骨突起,分别向内侧及外侧凸起,称为内上髁和外上髁。两髁连线近端恰好是松质骨与皮质骨的交界处,因此也是肱骨髁上骨折的好发部位。

肱骨髁上骨折的发病率占肘部骨折首位,多见于 5~10 岁儿童,15 岁以上青少年则较少发生。肱骨髁上骨折的发生多因跌倒时手掌着地间接暴力所致。儿童(14 岁以下)肱骨髁上骨折忌用切开复位内固定,因其严重并发症——骨化性肌炎和肘关节僵直将会给患者带来终身肘关节功能障碍。

闭合复位是儿童肱骨髁上骨折的首选治疗方法,但闭合复位后无论石膏固定或夹板固定,肘内翻并发症的发生率均达 30% 以上。此外,使用夹板或石膏外固定,还可因骨折处内出血或外固定过紧而造成前臂缺血,从而引发严重并发症——前臂缺血性肌挛缩,又称沃克曼挛缩,可造成患者前臂终身残疾。

近年来,对骨折移位明显的患儿,多采用闭合复位经皮穿针固定,其优点是固定牢靠,不易发生骨折再移位,可有效防止因骨折断端移位而导致的肘内翻畸形。此外,经皮穿入的克氏针还有良好的引流作用,减少了前臂缺血性肌挛缩的发生概率。

天津医院已积累3 000多例儿童肱骨髁上骨折的闭合复位经皮穿针固定术,疗效优良可靠。

二、损伤机制和骨折分型

根据X线片所示远端骨折移位方向,可将肱骨髁上骨折分为伸直型及屈曲型两类,其中以伸直型最常见,占97%左右。

骨折发生于肱骨髁上的原因有:①此处是松质骨与皮质骨的交界处;②儿童正处于肘部骨骼塑形期;③儿童时期肘部韧带松弛(如肘关节易过伸),跌倒时间接暴力易聚集于肱骨髁上,同时,也是伸直型骨折多发的原因。

1. 伸直型肱骨髁上骨折　是肘关节在伸直位遭受间接暴力所致,肌肉的牵拉力在损伤及骨折移位的过程中也起到重要的作用。伸直型肱骨髁上骨折,在侧位X线片上,骨折线由前下斜向后上,骨折远端向后移位,并由于暴力作用及肱三头肌的牵拉作用而向上移位,骨折远端也可由于暴力作用及前臂肌肉的牵拉作用使肘关节呈屈曲位(图5-1)。依照正位X线片所示骨折远端移位情况,又可将伸直型骨折分为尺偏型和桡偏型两种。

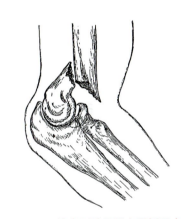

图 5-1　伸直型肱骨髁上骨折示意

2. 屈曲型肱骨髁上骨折　少见,据报道其发生率仅占肱骨髁上骨折的3%。其发生原因是暴力作用于屈曲的肘关节后侧,如跌倒时为屈肘位,肘后部着地所致。骨折远端向前移位,后侧骨膜撕裂,前侧骨膜多保持完整,但骨折近端前侧的骨膜可能被掀起。在侧位X线片上,骨折线走行方向与伸直型肱骨髁上骨折相反,由后下方斜向前上方(图5-2)。如伴有骨折远端向桡侧移位,称为

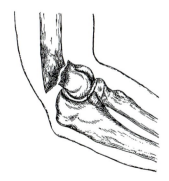

图 5-2　屈曲型肱骨髁上骨折示意

桡偏;如伴有骨折远端向尺侧移位,称为尺偏,临床以尺偏最为多见。因此种骨折是由直接暴力引起,近端骨折有时会刺破皮肤,血管神经损伤虽然少见,但仍应警惕有尺神经损伤的可能。

三、诊断

外伤史,肘部肿胀、畸形。经正侧位 X 线片可诊断骨折的类型。神经血管合并损伤在急诊就诊时并不多见,但是在就诊前如接受过不恰当处理(如强力按摩)则有可能发生,应早期诊断、早期处理。

四、治疗

(一) 治疗原则

1. 闭合复位经皮穿针固定是治疗此种骨折的首选方法。

2. 患者肘部如严重肿胀,不适用急诊复位,则应选用尺骨鹰嘴骨牵引,这是一种安全可靠的治疗方法。

3. 切开复位　除了伴有神经血管损伤急需切开探查或属于开放性骨折(均极为少见)外,应当限制使用切开复位的方法治疗。大量文献已经报道,盲目切开复位而出现的并发症如骨化性肌炎、肘关节僵直等,其后果比不做任何治疗还差。

(二) 麻醉选择

对需要闭合复位经皮穿针固定者,应选用臂丛神经阻滞麻醉。对骨折稳定,闭合复位后仅用石膏或夹板固定即可的患者,可选用血肿抽吸后注入麻醉。

(三) 复位步骤

因屈曲型肱骨髁上骨折很少见,故此处主要介绍伸直型肱骨髁上骨折(视频 5-1)。

1. 纠正骨折断端旋转移位　闭合复位未获成功的原因,多数都是由于未能首先纠正骨折断端之间的旋转移位。许多患儿在就诊时,常常是用健手扶患肢,使患肢前臂处于旋前位,故

视频 5-1
伸直型肱骨髁
上骨折复位

导致就诊医师往往会误认为肱骨髁上骨折远端也是旋前位,但实际上远端骨折可能处于旋前位,也可能处于旋后位。医师应首先明确骨折远端(即髁上)是处于旋前位还是旋后位并予以纠正,否则闭合复位难以成功。

当X线片显示骨折断端横径不对称时(一侧断面宽,一侧断面窄),则表明骨折断端之间必然存在旋转移位(图5-3、图5-4)。

如何辨别骨折断端之间是内旋还是外旋呢?医师可将患儿患侧肘关节屈曲90°,使肱骨干后侧与地面平行,此时用手能触摸到患儿内上髁及外上髁(图5-5)。

正常情况下,肱骨外上髁应略高于肱骨内上髁。若发现肱骨外上髁低于肱骨内上髁,则骨折远端必然处于外旋。若发现肱骨外上髁高于肱骨内上髁的程度比正常情况更突出,则骨折远端必然处于内旋(必要时可和健侧做对比)。

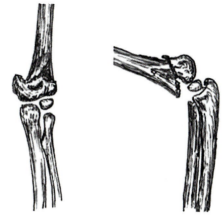

图5-3　肱骨髁上骨折旋转移位示意

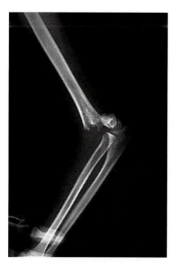

图5-4　肱骨髁上骨折X线表现

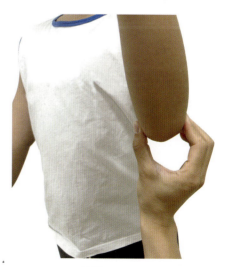

图5-5　用手触摸患儿肱骨内上髁及外上髁,判断肱骨髁上骨折远端是否存在旋转移位

术者用双指分别捏住肱骨内、外髁,配合助手做反方向旋转,即:如远端旋前,则需捏住肱骨内、外髁向旋后方向旋转;如远端旋后,则需捏住肱骨内、外髁向旋前方向旋转(图5-6)。因有骨膜及软组织限制,不必担心旋转过度。

2. 纠正骨折断端侧方移位 纠正骨折旋转移位后,再纠正骨折侧方移位(图5-7)。此时如骨折远端处于桡偏,可不必纠正;如骨折远端处于尺偏,则必须将骨折远端推向桡侧(图5-8)。此种矫枉过正的复位很重要,它可以防止术后最常见的并发症——肘内翻畸形的发生。

3. 纠正骨折断端前后移位 在纠正侧方移位后,最后纠正前后移位,用双手四指握住骨折近端,术者用双手拇指向前推挤骨折远端,此时往往听到骨折断端摩擦声,表明骨折断端之间前后移位已被矫正(图5-9、图5-10)。

另外,屈曲型肱骨髁上骨折,即骨折远端移位到骨折近端前方,临床极为少见,不会发生旋转移位及侧方移位,只需纠正前后移位即可(图5-11)。

(四) 固定方式

1. 夹板或石膏固定 仅用于肿胀轻、移位小的年幼儿童(2~6岁)。在固定期间,需经常调节绷带/布带的松紧度,定期复查:布带过松,容易再移位;捆绑过紧则易造成血运障碍,严重者将出现前臂缺血性肌挛缩,必须防范。

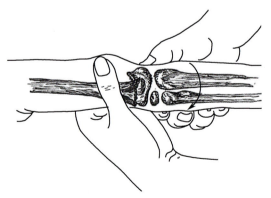

图5-6 捏住肱骨内、外髁,纠正肱骨髁上
骨折旋转移位示意

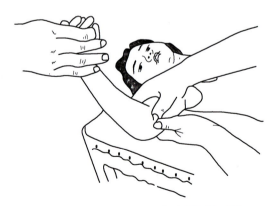

图5-7 纠正肱骨髁上骨折断端侧方移位
(即尺偏移位)示意
术者用双手拇指向桡侧推挤骨折远端,
另外四指向尺侧用力挤压骨折近端。

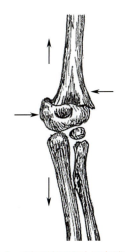

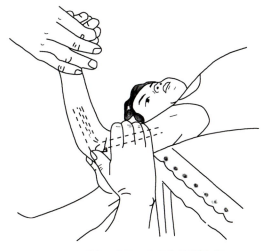

图 5-8　纠正肱骨髁上骨折断端之间侧方移位（即尺偏移位）力学示意

图 5-9　纠正肱骨髁上骨折断端之间前后移位示意

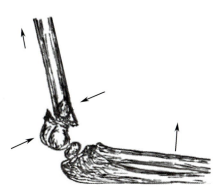

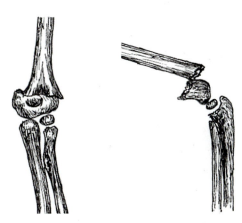

图 5-10　纠正肱骨髁上骨折断端之间前后移位力学示意

图 5-11　屈曲型肱骨髁上骨折示意

2. 经皮穿针固定　1939 年 Miller 最早使用，近年由于手术器械的改进及 C 臂的广泛使用，在临床上经皮穿针固定已被广泛采用。

在助手协助维持于复位位置的情况下，术者用克氏针由肱骨外髁外方钻入，从外下向内上方向穿透外侧皮质，越过骨折线，再穿入骨折近侧骨折端直达内侧骨皮质（不需要穿透内侧皮质）。通常需 2~3 枚克氏针。经 C 臂透视验证后，可将针尾剪断，埋入皮下，或保留在皮外，用无菌纱布包裹。患肢屈肘 90°，外用颈腕吊带悬吊患肢，术后 3~5 周可将固定针拔除。一般不从内下向外上穿针，主要是为了避免对尺神经的意外损伤（图 5-12）。

术后鼓励患者进行腕部活动练习,保持针眼清洁,定期更换纱布。经皮穿针固定与石膏、夹板外固定相比较,术后肘内翻并发症的发生率已降到 5% 以下。

3. 鹰嘴牵引 对于患肢肘部肿胀严重、骨折断端粉碎或伴有轻度血管神经刺激症状者,鹰嘴牵引治疗是一种很好的治疗方法。鹰嘴牵引治疗兼具复位与固定作用,但其缺点是需住院治疗。

具体方法:牵引针(克氏针)在尺骨顶点以远 2~3cm 处,进针由内向外,即由尺侧进针,以防止误伤尺神经(图 5-13)。过顶牵引为最佳牵引方法,也可使用外固定架牵引,牵引时间为 2~3 周。

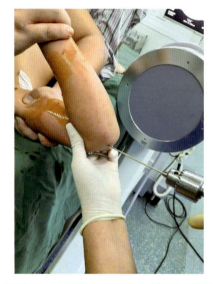

图 5-12 肱骨髁上骨折经皮穿针固定操作

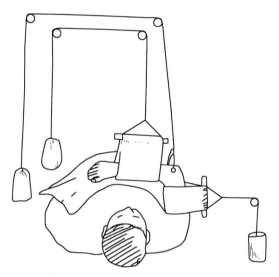

图 5-13 肱骨髁上骨折鹰嘴牵引示意

4. 切开复位 对于儿童和青少年,尤其年幼儿童,切开复位自 20 世纪初已被限制使用。切开复位对软组织的损害及术中出血均可导致术后骨化性肌炎、肘关节僵直等并发症的发生。

五、典型病例

典型病例 1 患儿男性,5 岁。因摔伤致左肱骨髁上骨折,系伸直型肱骨髁上骨折。骨折远段向背侧、尺侧移位,采用闭合复位 + 经皮穿针固定治疗(图 5-14)。

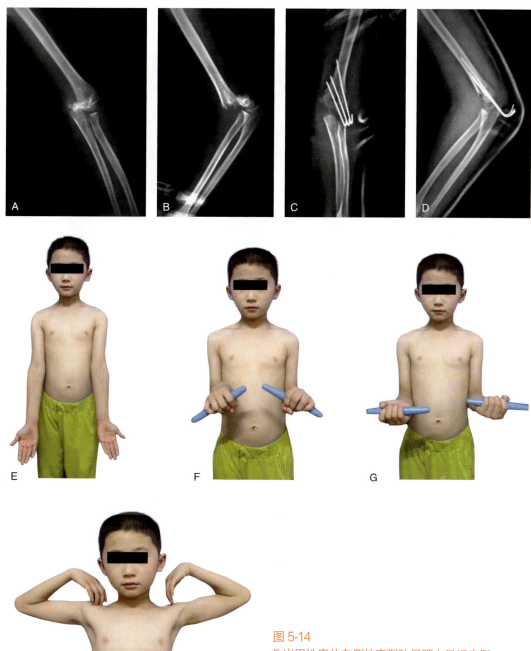

图 5-14

5 岁男性患儿左侧伸直型肱骨髁上骨折病例

A、B. 复位前正侧位 X 线片；C、D. 闭合复位克氏针内固定后正侧位 X 线片；E~H. 闭合复位经皮穿针固定后 2 个月患者功能恢复情况。

典型病例 2　患儿男性,5 岁。因摔伤致伸直型右肱骨髁上骨折(图 5-15)。

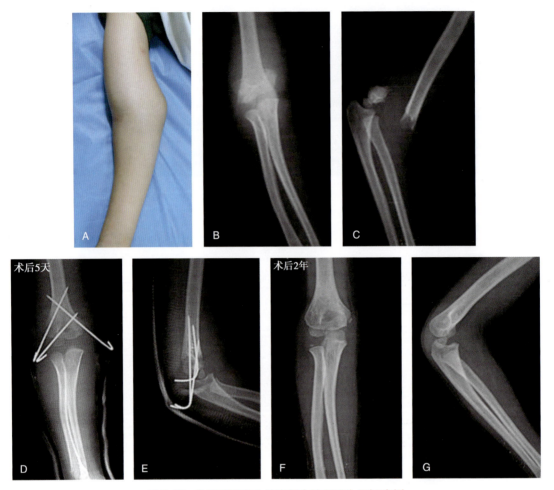

图 5-15　5 岁男性患儿伸直型右肱骨髁上骨折病例

A. 就诊时外观;B、C. 复位前正侧位 X 线片;D、E. 闭合复位经皮穿针后 5 天正侧位 X 线片;

F、G. 2 年后正侧位 X 线片。

典型病例 3　患儿女性，4 岁。因摔伤致伸直型左肱骨髁上骨折，采用闭合复位＋经皮穿针固定治疗（图 5-16）。

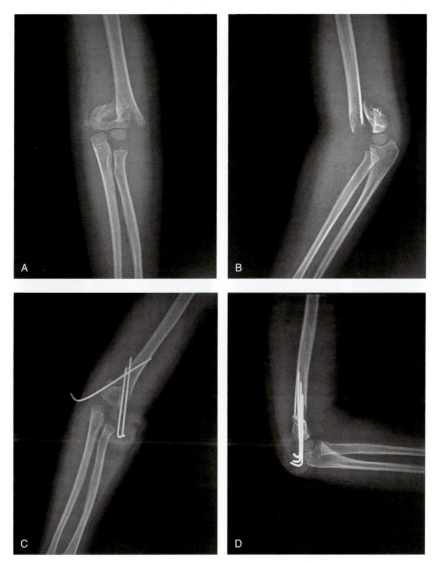

图 5-16　4 岁女性患儿伸直型左肱骨髁上骨折病例

A、B. 复位前正侧位 X 线片；C、D. 闭合复位＋经皮穿针固定后正侧位 X 线片。

典型病例 4　患儿女性,7 岁。因摔伤致伸直型右肱骨髁上骨折,采取闭合复位石膏固定治疗(图 5-17)。

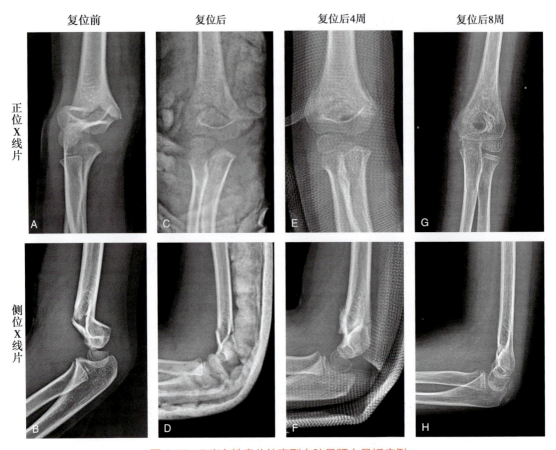

| | 复位前 | 复位后 | 复位后4周 | 复位后8周 |

正位 X 线片　　　侧位 X 线片

图 5-17　7 岁女性患儿伸直型右肱骨髁上骨折病例

典型病例 5　患儿女性，8 岁。因摔伤致伸直型左肱骨髁上骨折，采取闭合复位石膏固定治疗（图 5-18）。

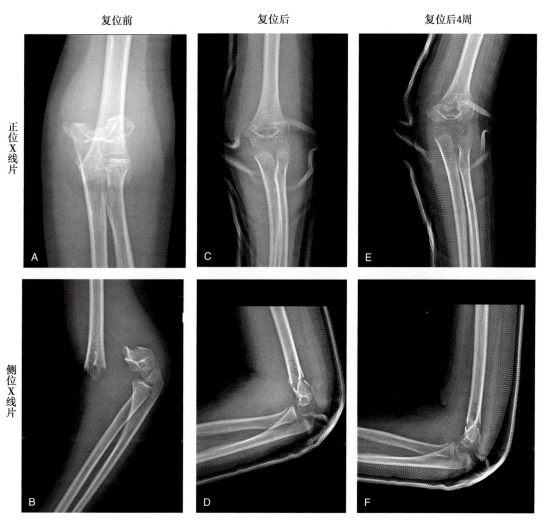

图 5-18　8 岁女性患儿伸直型左肱骨髁上骨折病例

（李海波　龚仁钰）

参考文献

［1］HAGEBUSCH P, KOCH D A, FAUL P, et al. Treatment of grossly dislocated supracondylar humerus fractures after failed closed reduction: a retrospective analysis of different surgical approaches [J]. Arch Orthop Trauma Surg. 2022, 142 (8): 1933-1940.

［2］TEO T L, SCHAEFFER E K, HABIB E, et al. Assessing the reliability of the modified Gartland classification system for extension-type supracondylar humerus fractures [J]. J Child Orthop. 2019, 13 (6): 569-574.

［3］OKUBO H, NAKASONE M, KINJO M, et al. Epidemiology of paediatric elbow fractures: a retrospective multi-centre study of 488 fractures [J]. J Child Orthop. 2019, 13 (5): 516-521.

［4］熊竹, 曾帅丹, 韩帅, 等. 儿童肱骨髁上骨折区域性流行病学调查研究 [J]. 中国骨与关节杂志, 2021, 10 (03): 210-214.

第六章

前臂双骨折

前臂骨折在儿童骨折中位居第 3 位,14 岁以下的儿童尺桡骨骨折的发病率约为 1%。治疗的难度随着年龄的增长、损伤程度的增加及前臂骨折平面向近端上升的程度而增加。多数近端骨折发生在大龄儿童。由间接暴力(如跌倒时手掌撑地)造成的前臂骨折是闭合复位的适应证。儿童和青少年的青枝骨折是闭合复位的绝对适应证。

一、解剖

前臂双骨折也称为尺桡骨双骨折,是一种常见的临床损伤,占四肢骨折总数的 10% 左右。人类的前臂具有特有的功能,治疗前臂双骨折的目的是尽量恢复它原有的功能。尺桡骨近端与肱骨远端形成肘关节,主要实现屈伸功能;尺桡骨远端与腕骨形成桡腕关节。桡骨与尺骨还形成了上、下尺桡关节。桡骨可围绕尺骨做旋转运动。前臂掌侧覆盖屈肌群,背侧覆盖伸肌群。正中神经、尺神经、桡神经、桡动脉、尺动脉均在肌群中穿行。在治疗前臂骨折时,要注意避免伤及这些重要组织。尺桡骨之间有骨间膜,在前臂处于中立位时,骨间膜间距最宽,它有限制桡尺骨过度旋转的作用(图 6-1)。

旋后肌起自肱骨外上髁、桡侧副韧带、环状韧带和尺骨的旋后肌嵴,肌束紧贴桡骨的后面、外面及前面,向下止于桡骨上 1/3 的前面(图 6-2)。

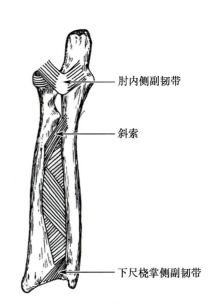

肘内侧副韧带

斜索

下尺桡掌侧副韧带

图 6-1　前臂韧带结构示意

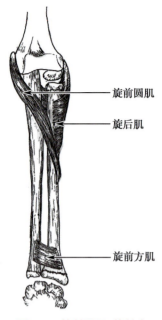

图 6-2　旋前圆肌、旋前方
肌、旋后肌起止点示意

旋前圆肌
旋后肌
旋前方肌

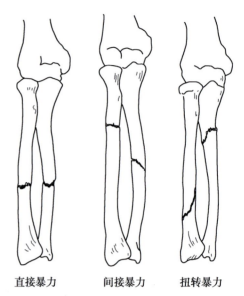

直接暴力　　间接暴力　　扭转暴力

图 6-3　前臂双骨折的损伤机制及骨折类型示意

二、损伤机制和骨折类型

不同形式的暴力所造成的前臂双骨折的类型也不同,按暴力形式可分为以下几种骨折类型(图 6-3)。

1. **直接暴力**　前臂受外力直接击打,总是尺骨首先受力。尺桡骨双骨折发生后,骨折线多在同一平面,骨折断端粉碎,多伴有开放伤口。此型骨折,应首选切开复位内固定。

2. **间接暴力**　以青少年患者居多,跌倒时患者以手掌撑地,暴力传导引发前臂双骨折。此型骨折,桡骨骨折线高,尺骨骨折线低。桡骨骨折多为横形骨折,尺骨骨折为斜形骨折。桡骨骨折断面参差不齐,一经对位,可以相互咬合,保持对位后的位置。此型骨折适宜闭合复位,其优点是:操作简便,骨折愈合率高,并发症少。

3. **扭转暴力**　前臂受扭转暴力(如机器绞伤)而发生骨折,骨折断面尺骨高桡骨低,多伴有软组织严重挫伤,皮下淤血、肿胀、畸形明显。此型骨折也必须行切开复位内固定治疗。

三、诊断

有明确外伤史,查体有明确体征,包括患侧前臂肿胀、疼痛和活动受限。患侧尺骨畸形、反常活动及骨擦感。据芬兰 2009 年统计,儿童前臂双骨干骨折的每十万人发病率为 35.9。儿童和老年人的发病率存在季节差异,儿童的发病率高峰在夏季,多由运动外伤引起,而老年人的发病率高峰在冬季,主因摔伤跌倒所致。

四、治疗

闭合复位的适应证仅限于间接暴力所造成的前臂双骨折,尤其适合青少年患者。

前臂复位的关键在于复位移位的桡骨骨折。在间接暴力(跌伤)的作用下,桡骨骨折多为横形骨折,骨折断面参差不齐,一经复位后,断面可相互咬合保持稳定。当桡骨骨折复位成功后,尺骨骨折(多为小斜形骨折断面)也会随之归位。

(一)麻醉选择

选用臂丛神经阻滞麻醉。忌用全身麻醉,因为保持前臂肌肉的一定张力是复位及复位后骨折断端稳定的必要条件。

(二)前臂双骨折闭合复位的体位及 X 线片拍摄体位

前臂双骨折闭合复位治疗需要将患肢前臂放置于中立位进行,因为在此位置前臂肌肉正处于张力平衡状态,且桡尺骨之间的骨间膜也最宽,且前臂正侧位X 线片也需在前臂中立位拍摄(图 6-4)。

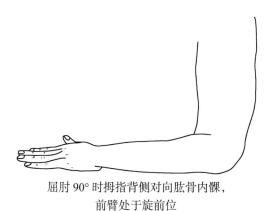

屈肘 90° 时拇指背侧对向肱骨内髁,
前臂处于旋前位

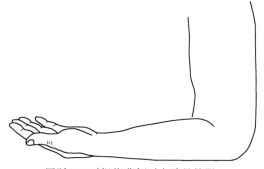

屈肘 90° 时拇指背侧对向肱骨外髁,
前臂处于旋后位

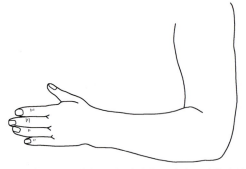

屈肘 90°、拇指伸直时拇指背侧对向肘关节正中点,则前臂处于中立位,
此位置适合前臂双骨折闭合复位

图 6-4 前臂旋前位、旋后位及中立位示意

（三）复位步骤

1. 纠正骨折断端重叠移位 在闭合复位前首先要将前臂置于中立位（图
6-6），一位助手握住患者的肘部，另一
位助手握住患者的腕部，做持续对抗牵
引，徐徐用力纠正重叠移位（图 6-5）。

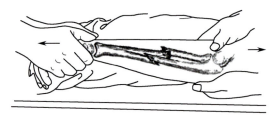

图 6-5 前臂双骨折牵引纠正重叠移位示意

2. 纠正骨折断端旋转移位 对于
骨折线在旋后肌止点以上的桡骨骨折，
骨折近端由于受旋后肌牵拉，100% 会发生旋后移位，必须首先纠正（尺骨骨折不
会发生旋转移位）。纠正前臂（主要是桡骨）骨折旋转移位的方法为：首先根据前
臂正位 X 线片所显示的桡骨结节位置判断桡骨骨折近端的旋转角度（图 6-6），然
后再旋转桡骨骨折远端，使之与桡骨近端旋转移位相对应。

根据 X 线片桡骨结节的影像，首先判定桡骨近端已发生旋转的角度。例如，
当 X 线片显示桡骨结节与桡骨上端重叠（见图 6-6C），则可以判断桡骨近端骨折
已处于旋后 60° 左右的位置上。此时，术者握住前臂远端也要将桡骨骨折远端
做 60° 的旋后，这样就可相应地纠正桡骨远端的旋转移位（图 6-7、图 6-8）。尺骨
骨折因无肌肉牵拉，不会发生旋转移位，所以纠正前臂双骨折的旋转移位，实际
上只是纠正桡骨骨折的旋转移位。

3. 纠正骨折断端侧方移位 在纠正骨折旋转移位后，在保持持续牵引的条
件下，术者用一只手的拇指将桡骨骨折近端向尺侧推挤，同时另一只手的拇指将
桡骨骨折远端向桡侧推挤，以纠正骨折的侧方移位（图 6-9）。

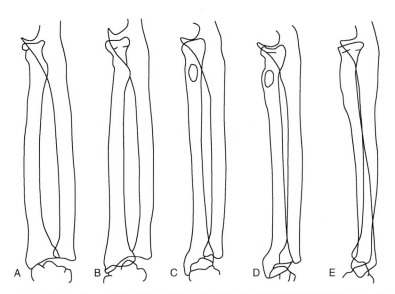

图 6-6 根据前臂正位 X 线片所显示的桡骨结节位置判断桡骨骨折近端旋转角度示意

A. 当前臂处于中立位时,X 线片显示桡骨结节凸向尺侧,呈椭圆形;B. 当前臂处于旋后 30° 时,X 线片中桡骨结节向尺侧凸出影像减小,仍呈椭圆形,下尺桡关节显示最清楚;C. 当前臂旋后 60° 时,桡骨结节与桡骨上端重叠,其影像消失,下尺桡关节重叠,呈长方形;D. 当前臂旋后 90° 时,桡骨结节凸向桡侧,呈椭圆形;E. 当前臂旋后 120° 时,桡骨结节已凸向桡侧,又呈圆形(由于桡骨近端骨折总是旋后移位,所以不讨论前臂旋前时桡骨结节显影)。

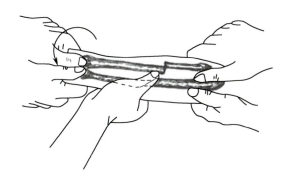

图 6-7 在纠正前臂双骨折旋转移位之前,术者需用拇指及其余四指在前臂的桡尺骨之间紧紧握住,以防止在纠正旋转移位时,桡尺骨之间产生横向移位

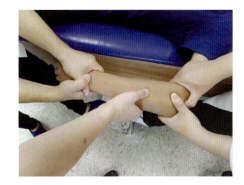

图 6-8 纠正前臂双骨折旋转移位操作

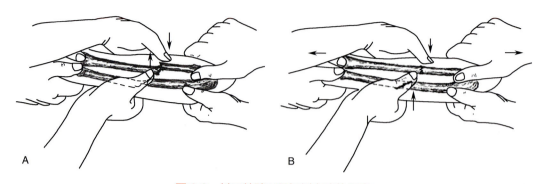

图 6-9　纠正前臂双骨折侧方移位示意
A.术者-手拇指将桡骨骨折近端向尺侧推挤,同时另一手拇指将桡骨骨折远端向桡侧推挤;
B.在牵引下完成复位。

4. 纠正骨折断端掌背侧移位　当纠正了骨折断端之间的旋转移位及侧方移位之后,此时仅需整复骨折的掌背侧移位。在复位过程中,为了不损坏骨折断面,术者需将桡骨骨折近端与桡骨骨折远端同时向前臂的掌侧方向推挤,使桡骨远、近端骨折断面在掌侧成角的状态下搭接。在加大牵引力的状态下,将已搭接的骨折断端再向反向(即背侧)提拉,此时往往可闻及骨折端嵌插的声音,表明桡骨骨折已复位成功(图 6-10)。

当桡骨骨折复位,恢复正常长度时,尺骨小斜形骨折断面也将自然对合复位。即使仍存在少许侧方移位或旋转移位,对前臂外形及功能恢复均无影响。

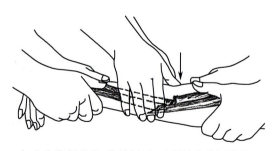

加大向掌侧成角,使骨折远、近断端在掌侧搭接。

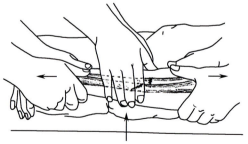

术者用双拇指对已成角搭接的骨折断端向背侧方向施力,此时可闻及骨折断端嵌插声音,表明骨折已对位。

图 6-10　纠正前臂双骨折掌背侧移位示意

桡骨骨折断面的嵌插是保证复位后稳定的重要因素,因此应掌握复位技术,争取一次复位成功,避免反复复位对骨折参差不齐的断面造成损坏(视频6-1)。

视频 6-1
前臂双骨折复位

(四) 固定方式

在骨折断端已获得嵌插的状况下,骨折对位位置已基本稳定,此时可外用夹板固定。用四块夹板分别托住患者前臂的掌、背、桡和尺侧,尺侧夹板须超过关节达小指尺侧。夹板内侧分别在骨折移位处安放纸垫,借助纸垫(必要时还需使用高低垫)点状压力防止骨折再移位。用三条布带捆紧,术后需及时调节布带的松紧度,以保持纸垫对骨折端的压力及复位后位置的稳定。在外固定期间,要密切观察患肢手部血运,鼓励患者多做握拳活动,但手腕不可做旋转活动。遵医嘱定期复查,一般外固定6~8周后可解除(图6-11)。

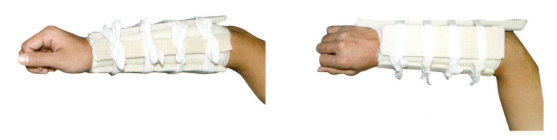

图 6-11　前臂骨折复位后夹板固定外观

如以石膏固定,则事先需备好相应的石膏托,内衬均匀石膏棉,复位后立即托住患肢,将患肢屈肘90°,前臂保持中立位。石膏托近端过肘至上臂中1/2,远端达掌指关节近侧。用石膏绷带加固或石膏管型固定,用三角巾将患肢悬吊于胸前。指导患者活动掌指关节,定期复查,石膏固定需6~8周。

五、典型病例

典型病例 1　患儿女性,11 岁。因摔伤致右前臂双骨折(图 6-12)。

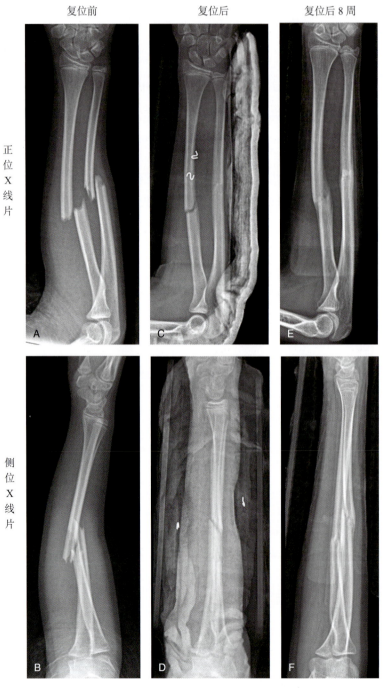

图 6-12　11 岁女性患儿右前臂双骨折病例

典型病例 2 患儿女性，10 岁。因摔伤致右前臂双骨折（图 6-13）。

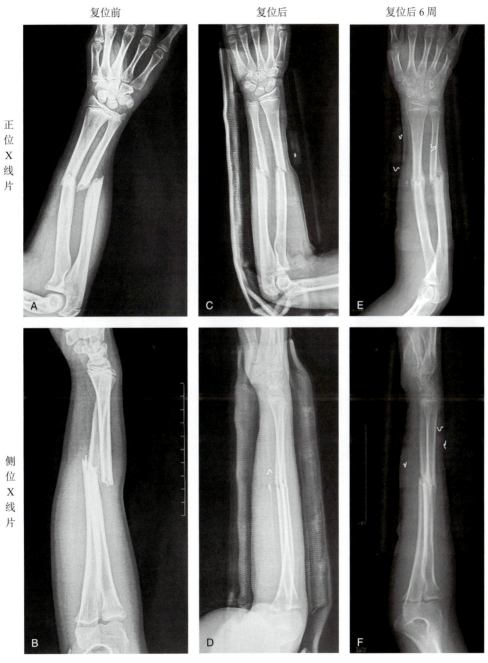

图 6-13 10 岁女性患儿右前臂双骨折病例

典型病例 3　患儿男性,7 岁。因摔伤致右前臂双骨折(图 6-14)。

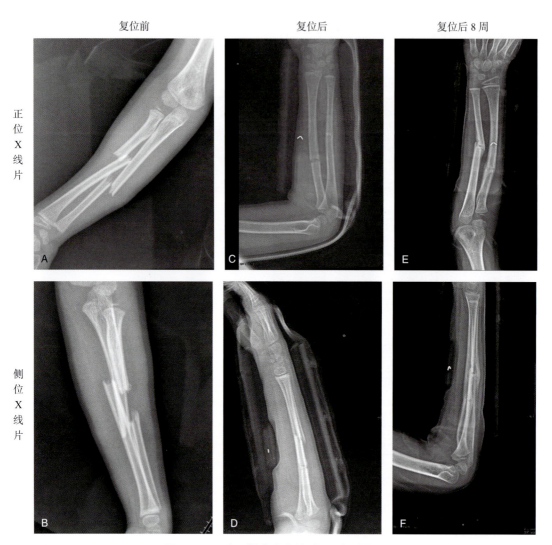

图 6-14　7 岁男性患儿右前臂双骨折病例

典型病例 4　患儿男性，12 岁。因摔伤致右前臂双骨折（图 6-15）。

正位 X 线片

侧位 X 线片

复位前　　　　　　复位后　　　　　　复位后 8 周

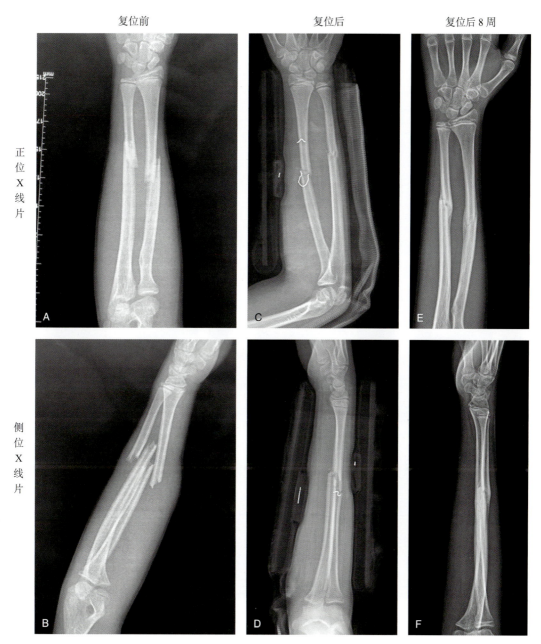

图 6-15　12 岁男性患儿右前臂双骨折病例

典型病例 5　患儿男性,13 岁。因摔伤致左前臂双骨折(图 6-16)。

复位前　　　　　　　复位后　　　　　　复位后 8 周

正位 X 线片

侧位 X 线片

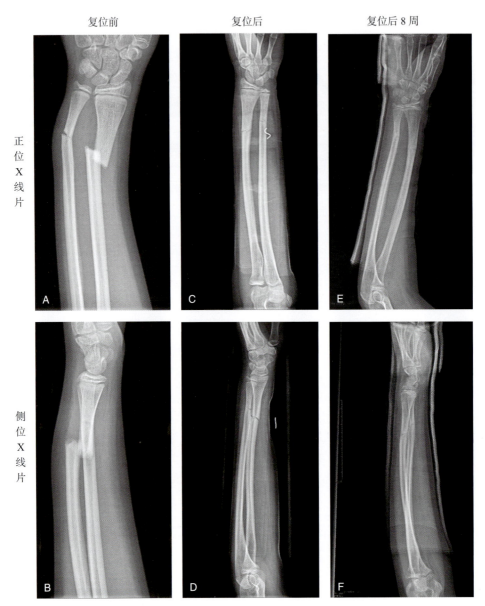

图 6-16　13 岁男性患儿左前臂双骨折病例

(赵洪洲　陈牟阁)

参考文献

［1］WATERS P M, SKAGGS D L, FLYNN J M. Rockwood and Wilkins'fractures in children [M]. Philadelphia: Wolters Kluwer, 2020.

［2］NOONAN K J, PRICE C T. Forearm and distal radius fractures in children [J]. J Am Acad Orthop Surg, 1998, 6 (3): 146-156.

［3］SINIKUMPU J J, LAUTAMO A, POKKA T, et al. The increasing incidence of paediatric diaphyseal both-bone forearm fractures and their internal fixation during the last decade [J]. Injury, 2012, 43 (3): 362-366.

［4］KELLY B A, SHORE B J, BAE D S, et al. Pediatric forearm fractures with in situ intramedullary implants [J]. J Child Orthop, 2016, 10 (4): 321-327.

第七章

蒙泰贾骨折

蒙泰贾骨折（Monteggia fracture），也称为孟氏骨折，指尺骨近侧 1/3 骨折合并桡骨头脱位，于 1814 年首次由意大利医师 Giovann Battista Monteggia 提出。蒙泰贾骨折主要发生于 4~10 岁的儿童，占儿童前臂骨折的不到 1%。蒙泰贾骨折在临床诊断中存在较高的漏诊和误诊率，易导致肘关节发育畸形，从而导致功能障碍，严重影响患儿正常的身心发育。对于儿童和青少年，其首选治疗方法是闭合复位。

一、解剖

尺骨干骨折伴桡骨头脱位称为蒙泰贾骨折，是前臂和肘关节复合损伤，所累及的上尺桡关节相关韧带包括环状韧带和方形韧带。方形韧带附着于尺骨桡切迹下方及桡骨头内侧面基底部。

二、损伤机制和骨折分型

蒙泰贾骨折主要发生于 15 岁以下的儿童和青少年身上，成人前臂在遭受直接外力冲击下，也可能发生此种骨折。

发生于儿童和青少年的蒙泰贾骨折，以闭合复位治疗为首选；发生于成人的蒙泰贾骨折，则以切开复位治疗为首选。

蒙泰贾骨折分为四型。

1. Ⅰ型——伸直型　尺骨骨折向掌侧成角，伴桡骨头向前脱位，此型在儿童及成人中均多见，约占蒙泰贾骨折的 60% 以上（图 7-1）。

2. Ⅱ型——屈曲型　尺骨骨折向背侧成角，伴桡骨头向背侧脱位，此型多见于成人,儿童少见,约占蒙泰贾骨折的 15%(图 7-2)。

3. Ⅲ型——内收型　尺骨干骺端向桡侧成角,伴桡骨头向外侧或前外侧脱位,此型主要发生于儿童和青少年,成人少见(图 7-3)。

4. Ⅳ型　尺桡骨近端双骨折,伴桡骨头向前方脱位,此型罕见。

三、诊断

外伤史,前臂及肘关节疼痛,肘关节肿胀可能不明显。儿童患者有时可在肘关节外侧触到脱位的桡骨头(图 7-4)。

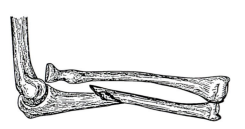

图 7-1　伸直型蒙泰贾骨折示意

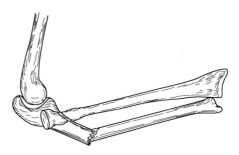

图 7-2　屈曲型蒙泰贾骨折示意

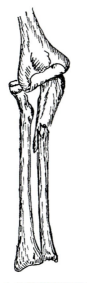

图 7-3　内收型蒙泰贾骨折示意

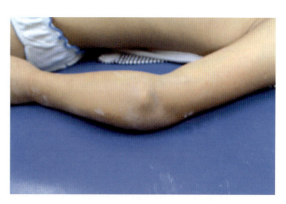

图 7-4　左侧蒙泰贾骨折外观

对于蒙泰贾骨折的 X 线检查必须包括肘腕关节,凡是尺骨明显移位而未发现桡骨骨折者,必须在肘关节 X 线片中观察桡骨头有无脱位。幼童患者的 X 线片,桡骨骨干的纵轴线应通过肱骨小头骨化中心,否则必然存在脱位。

由于桡神经紧贴桡骨颈,当桡骨头脱位时,可能损伤桡神经。桡神经损伤属于低位损伤,其鉴别点在于患儿掌指关节不能主动背伸,但拇指背侧鼻烟窝处感觉正常。当桡骨头复位后,上述症状可随之消失。

四、治疗

蒙泰贾骨折复位的关键是首先将桡骨头复位,但是如果尺骨为青枝骨折,应先复位尺骨;如果尺骨骨折移位明显,则首先复位桡骨头脱位,当桡骨头复位后,桡骨便恢复了自然长度,尺骨也会随之复位。

成人蒙泰贾骨折,也分为四型,除了伸直型蒙泰贾骨折可试行闭合复位治疗外,多数均需切开复位治疗。

(一) 复位

1. 伸直型蒙泰贾骨折复位 伸直型蒙泰贾骨折在成人及儿童均较多见(图7-5),其闭合复位方法为首先整复桡骨头脱位,术者双手握持患者腕部及手部,助手双手握持患者肘部进行对抗牵引(图7-6)。

牵引充分后,术者一手握持患者腕部及手部维持牵引,另一手自前方向后方及尺侧推挤桡骨头,同时牵引手使前臂轻轻旋转,术者多可感到桡骨头复位后的细微响声(图7-7)。待桡骨头复位后,桡骨恢复了原来的长度,再逐渐屈肘,

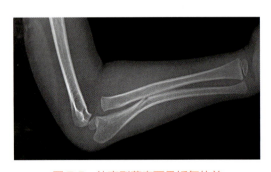

图7-5 伸直型蒙泰贾骨折复位前

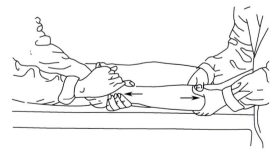

图7-6 伸直型蒙泰贾骨折牵引示意

利用桡骨的支撑作用及肱三头肌对尺骨近端的牵拉作用,矫正尺骨重叠及成角畸形,用推挤手法矫正尺骨残余的侧方移位(图 7-8~ 图 7-11)。

　　注意:①桡骨头未复位时,不要强迫屈肘;②术者推挤桡骨头与远端旋转前臂的动作要同时进行。

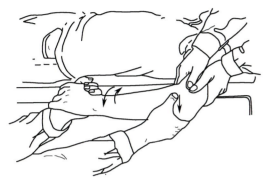

图 7-7
伸直型蒙泰贾骨折复位——桡骨头复位示意

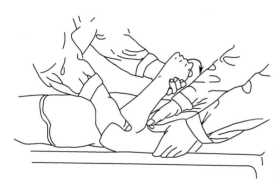

图 7-8
伸直型蒙泰贾骨折复位——尺骨复位示意

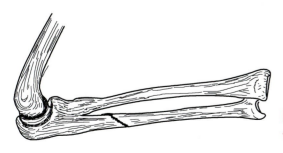

图 7-9
伸直型蒙泰贾骨折复位后示意

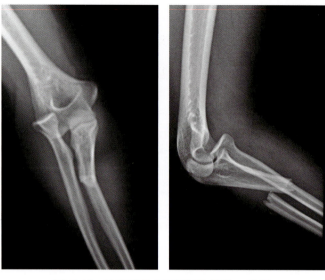

图 7-10　伸直型蒙泰贾骨折复位前 X 线片

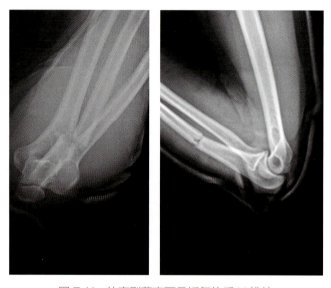

图 7-11　伸直型蒙泰贾骨折复位后 X 线片

　　2. 屈曲型蒙泰贾骨折复位　屈曲型蒙泰贾骨折较少见,复位较容易。在两助手对抗牵引的情况下,术者自肘后向前内推挤桡骨头,远端助手一边牵引一边轻轻旋转前臂,待桡骨头复位后,在维持牵引的同时伸直肘关节至150°,利用桡骨的支撑、尺骨的重叠及成角移位一般可矫正,再用推挤手法矫正尺骨残余的侧方移位(图 7-12~图 7-14)。

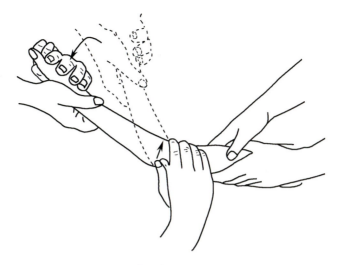

图 7-12 屈曲型蒙泰贾骨折复位示意

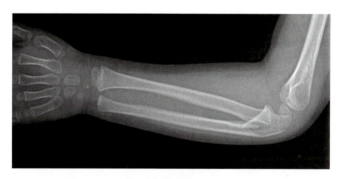

图 7-13 屈曲型蒙泰贾骨折复位前 X 线片

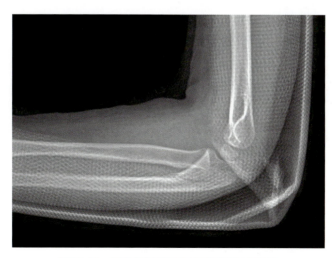

图 7-14 屈曲型蒙泰贾骨折复位后 X 线片

3. 内收型蒙泰贾骨折复位 内收型蒙泰贾骨折多发生于儿童。患者取仰卧位,肘关节屈曲 90° 并使前臂置于旋后位,在两助手对抗牵引的同时,术者自肘外向尺侧推挤桡骨头。桡骨头脱位一般较易被纠正。再用推挤手法矫正尺骨骨折向桡侧的成角(图 7-15~图 7-17)。

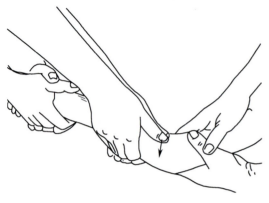

图 7-15
内收型蒙泰贾骨折复位示意

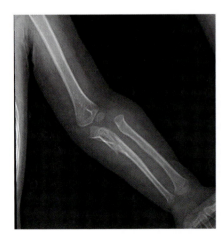
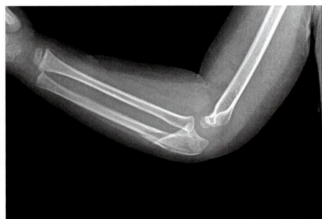

图 7-16 内收型蒙泰贾骨折复位前 X 线片

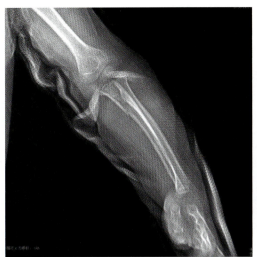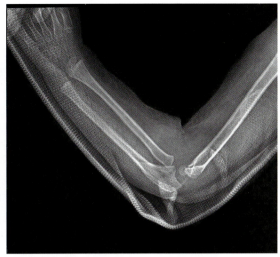

图 7-17　内收型蒙泰贾骨折复位后 X 线片

（二）固定方式

1. 伸直型蒙泰贾骨折　屈肘 90°~120°，石膏托固定 3~4 周（图 7-18）。如固定后，早期发现骨折对位有丢失，可在闭合手法纠正后经尺骨鹰嘴后方小切口置入髓内钉进行内固定。

2. 屈曲型蒙泰贾骨折　肘关节屈曲 30°，石膏托固定 3~4 周（图 7-19）。

3. Ⅲ型及Ⅳ型蒙泰贾骨折　屈肘 90°，石膏托固定 3~4 周。

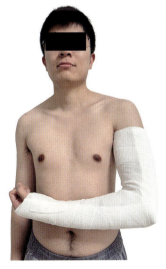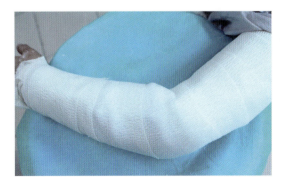

图 7-18　伸直型蒙泰贾骨折复位后
屈肘石膏固定外观

图 7-19　屈曲型蒙泰贾骨折复位后
屈肘 30° 石膏固定外观

五、典型病例

典型病例 1　患儿男性,7 岁。因摔伤致右侧伸直型蒙泰贾骨折(图 7-20)。

复位前　　　　　　　　复位后　　　　　　复位后 5 周

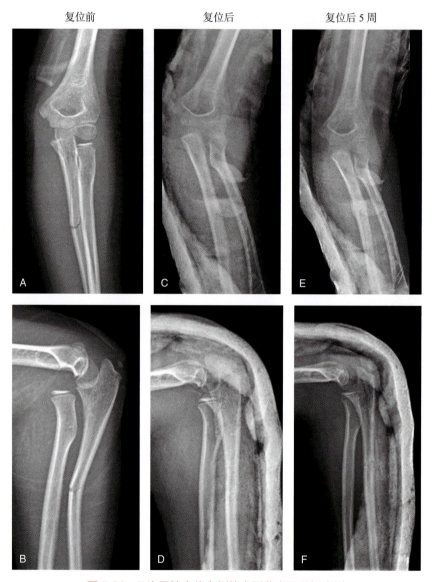

图 7-20　7 岁男性患儿右侧伸直型蒙泰贾骨折病例

A、B. 复位前 X 线片;C、D. 复位后 X 线片;E、F. 复位后 5 周 X 线片,达到临床愈合标准,
去除外固定进行功能锻炼。

典型病例 2　患儿女性,5 岁。因摔伤致右侧内收型蒙泰贾骨折(图 7-21)。

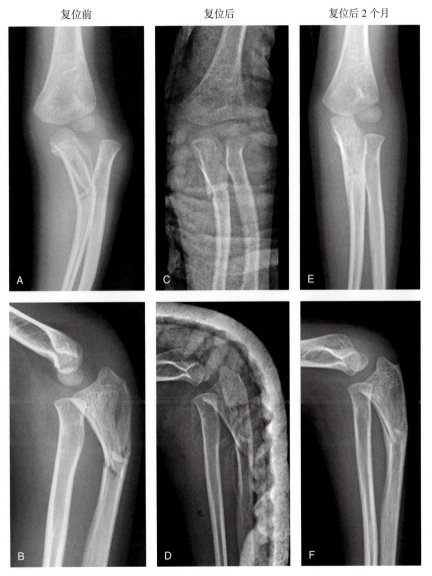

图 7-21　5 岁女性患儿右侧内收型蒙泰贾骨折病例

典型病例 3　患儿女性,4 岁。因摔伤致左侧屈曲型蒙泰贾骨折(图 7-22)。

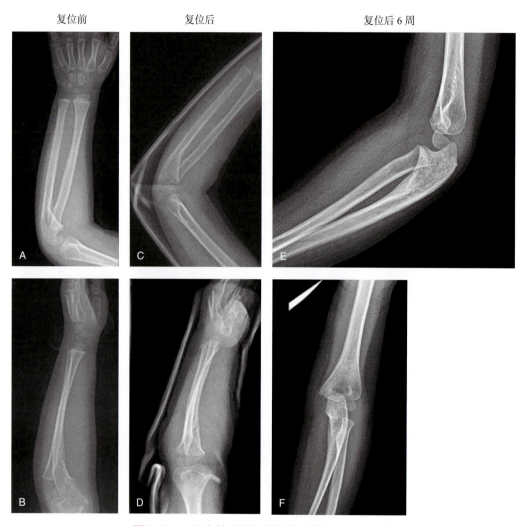

　　　复位前　　　　　　　复位后　　　　　　　　复位后 6 周

图 7-22　4 岁女性患儿左侧屈曲型蒙泰贾骨折病例

(张铁良　龚仁钰)

参考文献

［1］EGOL KA, BIANCO I, MILONE M, et al. Repair of Bado Ⅱ Monteggia Fracture: Case Presentation and Surgical Technique [J]. J Orthop Trauma. 2019, 33 Suppl 1: S13-S14.

［2］LIU W, SUI X, YE L, et al. Ultrasonographic evaluation of radial nerve injuries associated with pediatric chronic monteggia lesions [J]. Muscle Nerve. 2019, 59 (3): 326-330.

［3］张玉山, 吴斌, 陈宝. 弹性髓内钉联合外固定支架治疗儿童陈旧性孟氏骨折合并桡神经损伤的临床疗效 [J]. 现代实用医学, 2020, 32 (05): 537-538.

［4］曾裴. 儿童陈旧孟氏骨折治疗现状和展望 [J]. 中国矫形外科杂志, 2013, 21 (10): 981-983.

［5］谢克波, 郝博川. 手法闭合复位纸夹板外固定治疗 Monteggia 骨折 [J]. 中国骨伤, 2021, 34 (09): 870-875.

第八章

前臂青枝骨折

青枝骨折属不完全性骨折,是儿童特有的一种骨折,前臂青枝骨折好发于儿童青少年时期,因青少年时期儿童骨拥有较好的弹性和韧性,故不易完全折断。前臂青枝骨折只发生于 4~13 岁儿童,该年龄段正是儿童独立活动的起始阶段。

一、解剖

儿童骨骼与成人不同,骨还没有完全矿化,有机物比例较高,骨外面还包围着一层厚厚的骨外膜,二者使儿童青少年时期骨拥有较好的弹性和韧性故不易折断。骨膜肥厚且骨骼具有极好的弹性和韧性。

二、损伤机制和骨折分型

骨干在外力作用下,可以弯曲变形而不折断,故称为青枝骨折,此种骨折多为单向移位。

三、诊断

由于局部血供丰富,故愈合快,再塑形能力强。青枝骨折最适合闭合复位治疗,忌用切开复位治疗。

四、治疗

(一) 复位原则

13 岁以下的儿童由于骨膜肥厚,骨折断端很少发生旋转移位和侧方移位,通常只需用手法纠正骨折前后成角移位，或在持续牵引后直接用夹板、纸垫挤压，利用纸垫放置的三点挤压力即可达到复位目的。儿童青枝骨折为一侧弯曲变形（桡骨或尺骨），治疗时仅纠正一侧变形，另一侧自然归位。儿童重塑能力强，即使残留轻微移位，也会在生长期间自行矫正。

（二）固定方式

利用小夹板固定纸垫的三点挤压，固定效果佳（视频 8-1）。但术后需经常调节捆绑布带的松紧，密切关注血运情况，定期复查。通常 3~4 周骨折初步愈合，去除外固定后再用三角巾将患肢屈肘悬吊 1~2 周（图 8-1~ 图 8-4）。

视频 8-1
前臂青枝骨折
三点挤压法复
位固定

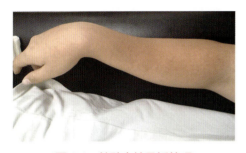

图 8-1　前臂青枝骨折外观

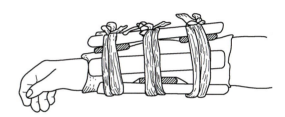

图 8-2　前臂青枝骨折在夹板固定后，夹板下纸垫对骨折起到三点挤压作用，可保持骨折复位后的位置

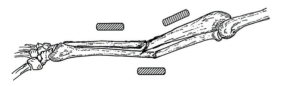

图 8-3　前臂青枝骨折压垫三点挤压法
复位前示意

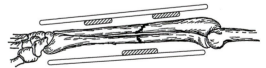

图 8-4　前臂青枝骨折压垫三点挤压法
复位后示意

五、典型病例

典型病例 1   患儿男性，10 岁。因摔伤致右前臂青枝骨折（图 8-5）。

复位前 X 线   复位后 X 线片

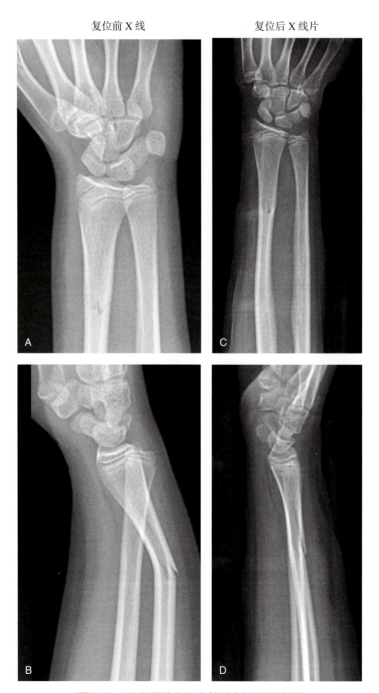

图 8-5   10 岁男性患儿右前臂青枝骨折病例

典型病例 2　患儿男性，9 岁。因摔伤致左前臂青枝骨折（图 8-6）。

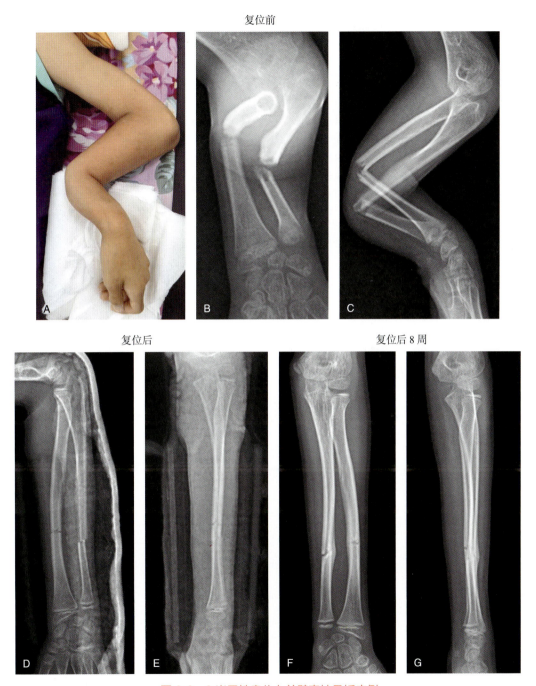

复位前

复位后　　　　　　　　　　　　复位后 8 周

图 8-6　9 岁男性患儿左前臂青枝骨折病例
A. 外观；B、C. 复位前 X 线片；D、E. 复位后 X 线片；F、G. 复位后 8 周 X 线片。

（张铁良　陈华阁）

参考文献

［1］ RAI S, BENDALE M C, HANWATE M, et al. Possibility of Avoiding Anesthesia in the Reduction of Greenstick and Angulated Forearm and Distal-End Radius Fractures in Children: A Comparative Study [J]. Cureus. 2023 May 13; 15 (5): e38966.

［2］ PATEL J, MANGAL R K, STEAD T S, et al. Greenstick Fractures of the mid-Radial and Ulnar Diaphysis with Volar Angulation. Orthop Rev (Pavia)[J]. 2022, 14 (4): 57620.

［3］ LIEBS T R, LORANCE A, BERGER S M, et al. Health-Related Quality of Life after Fractures of the Distal Forearm in Children and Adolescents-Results from a Center in Switzerland in 432 Patients [J]. Children (Basel). 2022, 9 (10): 1487.

第九章

桡骨远端骨折

桡骨远端骨折在四肢骨折中最常见，约占 18%，多发生在两个年龄组：6~10岁和 60~69 岁，其发病率随年龄的增大而增加，老年女性的发病率比同龄段男性高。老年患者多为应力骨折，与骨质疏松有关。而年轻患者多为高能量损伤所致。桡骨远端骨折是指桡腕关节近侧 2~3cm 处以远发生的骨折，属于松质骨骨折。流行病学调查显示，选择保守治疗的病例占 64.95%，手术治疗占 35.05%

一、解剖

桡骨远端外侧向下的突起称桡骨茎突；桡骨远端内侧为弧形凹陷的关节面，称尺切迹。尺骨远端称尺骨头，其前、外、后三面有环状关节面，与桡骨的尺骨切迹相关节。尺骨头后内侧向下伸出的突起称为尺骨茎突，在腕部内侧可扪及。桡骨干远端呈四边形，骨皮质较薄，分掌、背、桡、尺四个面：掌侧面与桡骨干相连，形成一个凸向背侧的弧形表面，有旋前方肌附着；背侧面有纵沟，腕背伸肌肌腱由此通过；桡侧面向远端凸起处，称为桡骨茎突，比尺骨茎突长 1.0~1.5cm；尺侧面呈半圆凹面，与尺骨远端尺骨小头构成下尺桡关节，有三角纤维软骨盘覆盖此表面。桡骨远端关节面向掌侧倾斜 10°~15°，称为掌倾角，向尺侧倾斜20°~25°，称为桡骨远端尺倾角（也称尺偏角）。

二、损伤机制和骨折分型

桡骨远端骨折分型很多，大致可分为两型，即腕关节外与腕关节内骨折（指桡骨远端关节面骨折）。

关节外骨折可分为科利斯骨折和史密斯骨折。科利斯骨折（Colles fracture）

是指桡骨远端骨折块向背侧移位或向掌侧成角(图9-1)。史密斯骨折(Smith fracture)与科利斯骨折恰恰相反,即桡骨远端骨折向掌侧移位或向背侧成角(图9-2)。上述两种骨折均属于闭合复位治疗的适应证。

关节内骨折(桡骨远端关节面粉碎性骨折),除非骨折无移位,否则均属于切开复位内固定的治疗范围(图9-3)。巴顿骨折(Barton fracture),即桡骨远端关节面纵斜形骨折合并桡腕关节半脱位的桡骨远端骨折,也属于切开复位的适应证。

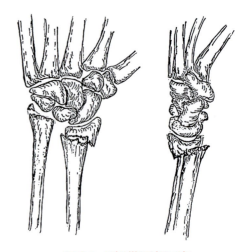

图9-1 科利斯骨折示意

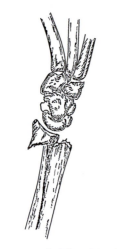

图9-2 史密斯骨折示意

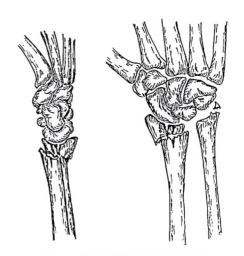

图9-3 桡骨远端关节内骨折示意

科利斯骨折的损伤机制是患者跌倒后患肢手掌扶地,患肢旋前(即向身体中心旋转),故桡骨骨折块向前臂背侧移位(或向掌侧成角),同时桡骨远端骨折块向桡侧移位。科利斯骨折临床最为常见。曾在一次大雪天气后,由于道路结冰,天津医院急诊复位室在1天之内闭合复位治疗的科利斯骨折患者达312例。

史密斯骨折的受伤力量方向与科利斯骨折恰好相反,当患者跌倒患肢手掌扶地时,患肢旋后,故桡骨远端骨折块向掌侧移位(或向背侧成角)。

三、诊断

患者外伤后腕部疼痛明显,且迅速肿胀,移位严重者可出现餐叉样畸形,腕关节、前臂旋转运动及手指活动均由于疼痛而出现活动受限。桡骨远端有压痛,如系粉碎性骨折,可触及骨擦感、闻及骨擦音。

四、治疗

稳定骨折指科利斯骨折中的横断骨折,或小斜面骨折,或史密斯骨折,均适合采用闭合复位石膏托或夹板外固定。不稳定骨折指老年患者桡骨关节面压缩或伴有下尺桡关节分离,适用经皮穿入克氏针固定或用外固定支架固定治疗。凡是桡骨关节面粉碎移位(关节内骨折),则均是切开复位内固定治疗的适应证。

(一) 麻醉选择

对于骨折断端抽吸血肿后行局部麻醉,注入 1% 利多卡因 2ml。如移位小,也可不用麻醉;如移位大也可用臂丛阻滞麻醉。

(二) 复位步骤

在复位前,首先要确定骨折位置及施力点(临床常犯的错误是没有把复位施力作用于骨折断端,而是错把复位施力作用于腕关节,反复错误施力,将会导致骨折断端磨损,造成术后固定不稳)。

1. 科利斯骨折

(1)两人复位法:患者屈肘,将前臂置于中立位或旋前位,助手双手握住患者前臂近侧,术者面对患者,将双手拇指置于骨折远端(即靠近腕关节的骨折端)背侧。双手示指桡侧托住骨折近端掌侧。由于此种骨折的骨折远端均向桡偏,因此在持续牵引下(图9-4),术者一手将骨折远端向尺侧推挤,另一手将骨折近端向桡侧推挤,便可纠正骨折远端的桡偏(图9-5)。桡偏纠正后,再纠正掌背侧移位,即双手拇指向下压骨折远端,其余手指向上托骨折近端,加大牵引并

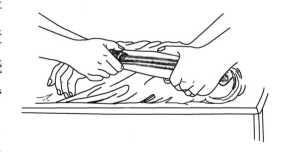

图9-4　科利斯骨折复位牵引示意

骤然用力,纠正骨折端背侧移位(为便于施力,在施力过程中术者可由站立位转为半蹲位)(图9-6,视频9-1)。

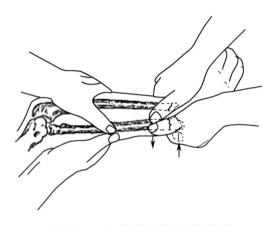

图9-5 纠正科利斯骨折远端桡偏移
位示意(两人复位法)

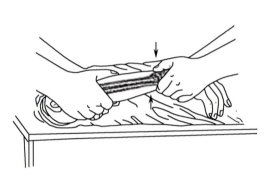

图9-6 纠正科利斯骨折远端背侧移
位示意(两人复位法)

视频9-1
桡骨远端骨折
两人复位法

(2)三人复位法:一位助手握着前臂近侧,另一位助手握住患者腕部,做相反方向牵引,术者只负责复位。先纠正骨折远端桡侧移位,然后在助手的配合下,纠正骨折背侧移位。这种复位方法,复位效果更充分,但需助手密切配合用力(图9-7、图9-8)。

2. 史密斯骨折 史密斯骨折的复位方向恰与科利斯骨折相反。史密斯骨折很少发生侧方移位,因此只纠正掌背侧移位即可,一般采用两人复位法(图9-9、图9-10)。

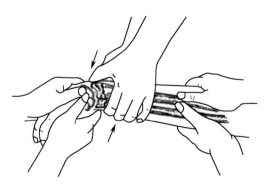

图9-7 纠正科利斯骨折远端桡偏移
位示意(三人复位法)

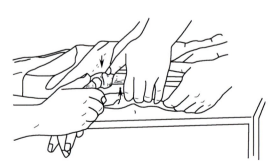

图9-8 纠正科利斯骨折远端背侧移
位示意(三人复位法)

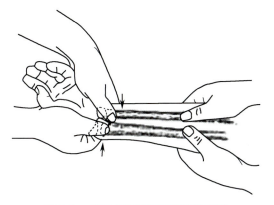

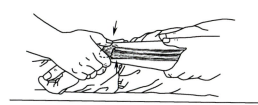

图9-9　纠正史密斯骨折远端桡偏移
位示意(两人复位法)

图9-10　纠正史密斯骨折远端掌侧移
位示意(两人复位法)

(三) 固定方式

1. 稳定骨折

(1)石膏外固定:长度为自前臂中1/2至掌指关节近侧,科利斯骨折腕关节固定于中立位或轻度掌屈尺偏位,但不要过度掌屈和尺偏。史密斯骨折腕关节固定于旋后轻度背伸尺偏位,但不要过度背伸和尺偏。

(2)夹板固定:科利斯骨折腕关节固定于中立位(图9-11)。史密斯骨折腕关节固定于旋后位(图9-12)。复位后夹板固定的优点是患者感觉相对比较舒适,通过夹板内纸垫的挤压力,有效地保持骨折不发生再移位。但是,要经常保持捆绑布带合适的松紧度,才能达到固定作用。定期复查,调整夹板压力,及时纠正骨折移位。

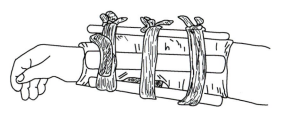

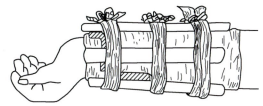

图9-11　科利斯骨折夹板固定示意

图9-12　史密斯骨折夹板固定示意

2. 不稳定骨折

(1)经皮穿针固定:由于经皮穿针固定更稳定,因此适用于骨折断端背侧骨皮质碎裂的不稳定骨折,或经石膏或夹板固定后仍发生再移位的患者(可用CT检查了解断端情况)(图9-13)。

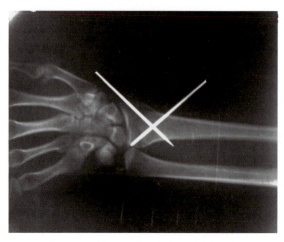

图 9-13　桡骨远端骨折经皮穿针固定

　　具体方法为:常规消毒皮肤后,由桡骨茎突处进针(注意避开桡骨茎突内侧皮下静脉),穿过骨折线直达桡骨近端骨折处骨皮质,可轻度穿透骨皮质或在髓腔内弯曲,均可起到克氏针的固定效果;另一枚克氏针可交叉固定。一般穿入2根克氏针即可。外用石膏托固定,将针尾剪短,用纱布覆盖,三角巾悬吊患肢,术后3~5周后即可拔除固定针。

　　(2)关节外固定架:对于尺桡骨远端双骨折且骨折断端碎裂、短缩等不稳定骨折,外固定架是一种很好的固定方法,它兼具复位与固定作用,超关节外固定架最为常用(图 9-14)。

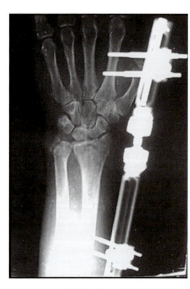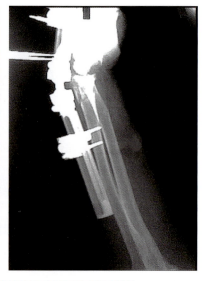

图 9-14　桡骨远端骨折关节外固定架固定后 X 线片

3. 对累及关节面的粉碎性骨折,尤其对于年轻患者,应选择应用切开复位内固定的方法治疗。

五、典型病例

典型病例1　患者女性,68 岁。因摔伤致左侧科利斯骨折(图 9-15)。

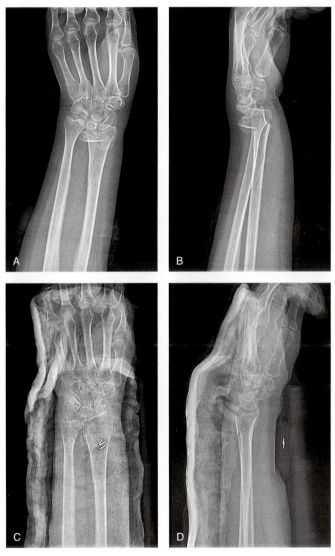

图 9-15　68 岁女性患者左侧科利斯骨折病例

A、B. 复位前腕关节正侧位 X 线片;C、D. 复位后腕关节正侧位 X 线片。

典型病例2　患者女性,71岁。因摔伤致左侧科利斯骨折(图9-16)。

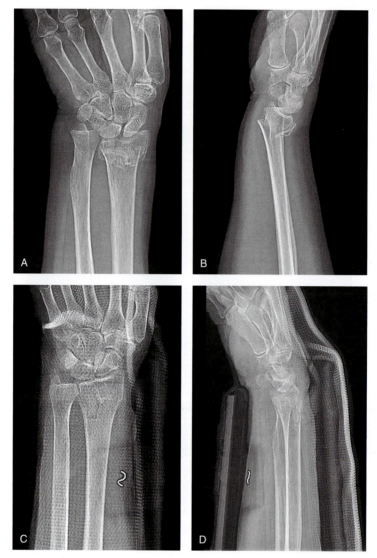

图 9-16　71 岁女性患者左侧科利斯骨折病例

A、B.复位前腕关节正侧位 X 线片；C、D.复位后腕关节正侧位 X 线片。

典型病例 3　患者女性,63 岁。因摔伤致左侧史密斯骨折(图 9-17)。

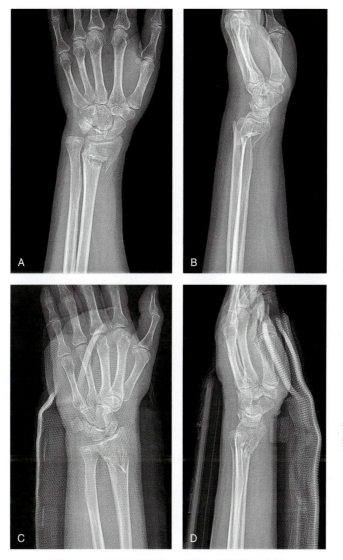

图 9-17　63 岁女性患者左侧史密斯骨折病例
A、B. 复位前腕关节正侧位 X 线片；C、D. 复位后腕关节正侧位 X 线片。

典型病例 4　患者女性,61 岁。因摔伤致右侧史密斯骨折(图 9-18)。

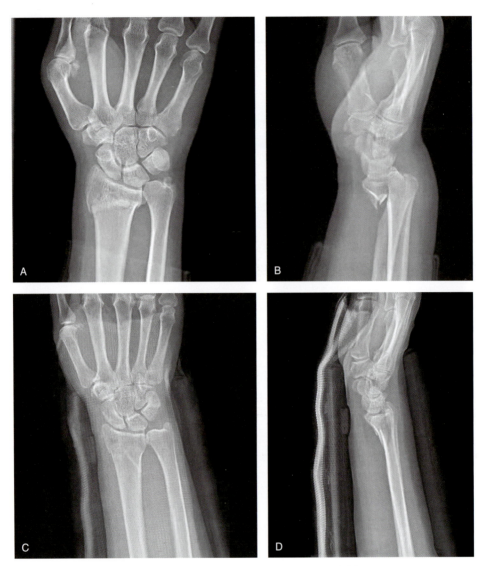

图 9-18　61 岁女性患者右侧史密斯骨折病例

A、B.复位前腕关节正侧位 X 线片;C、D.复位后腕关节正侧位 X 线片。

典型病例 5　患者男性,38 岁。因摔伤致右侧桡骨远端骨折(图 9-19)。

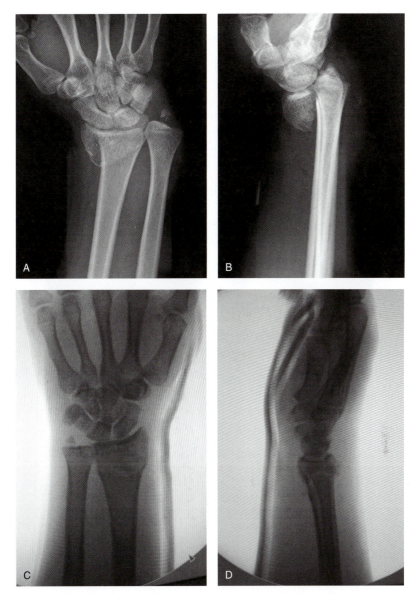

图 9-19　38 岁男性患者右侧桡骨远端骨折病例
A、B. 复位前腕关节正侧位 X 线片;C、D. 复位后腕关节正侧位 X 线片。

典型病例6　患者女性,57岁。因摔伤致右侧桡骨远端骨折,骨折累及关节面,但移位不大也可试用闭合复位(图9-20)。

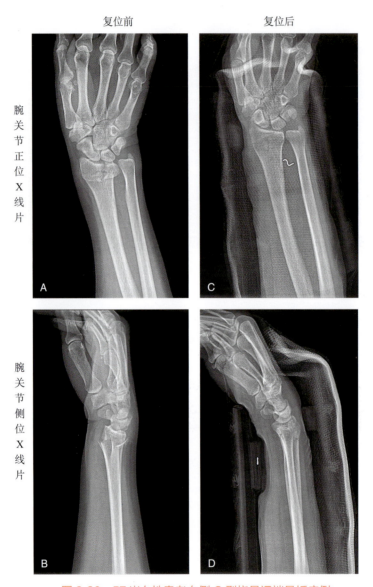

复位前	复位后
腕关节正位X线片	A	C
腕关节侧位X线片	B	D

图9-20　57岁女性患者右侧C型桡骨远端骨折病例

(赵洪洲　邢加辉)

参考文献

［1］李福军, 王小龙, 赵建民, 等. 内蒙古 46 岁以上 534 例桡骨远端骨折流行病学研究 [J]. 实用骨科杂志, 2015, 21 (5): 409-412.

［2］KAMAL R N, SHAPIRO L M. American academy of orthopaedic surgeons/American society for surgery of the hand clinical practice guideline summary management of distal radius fractures [J]. J Am Acad Orthop Surg, 2022, 30 (4): e480-e486.

［3］MACINTYRE N J, DEWAN N. Epidemiology of distal radius fractures and factors predicting risk and prognosis [J]. J Hand Ther, 2016, 29 (2): 136-145.

［4］LEVIN L S, ROZELL J C, PULOS N. Distal radius fractures in the elderly [J]. J Am Acad Orthop Surg, 2017, 25 (3): 179-187.

［5］JU J H, JIN G Z, LI G X, et al. Comparison of treatment outcomes between nonsurgical and surgical treatment of distal radius fracture in elderly: a systematic review and meta-analysis [J]. Langenbeck's Arch Surg, 2015, 400 (7): 767-779.

下 肢 骨 折

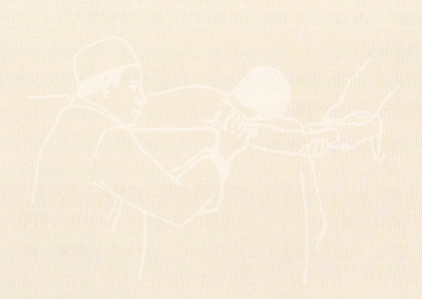

第十章

股骨颈骨折

股骨颈骨折是临床中常见的一类髋部骨折,当今我国成人股骨颈骨折的发生率占全身骨折的 3.6%,占髋部骨折的 48.22%。对于低龄老人(60~69 岁)和中青年股骨颈骨折患者,应当首选闭合复位内固定治疗。

股骨颈骨折多发生在老年患者,女性多于男性。患者年龄越大,骨质疏松程度越严重,骨折发生率越高;年纪越轻,骨质越好,骨折发生率越低。但是,年轻患者一旦发生股骨颈骨折,必然是受到更大的外伤暴力,骨折断端移位大,股骨头血运损害严重,骨折不愈合率和股骨头坏死率均较老年患者升高。

一、解剖

股骨上端朝向内上方。由股骨头与髋臼形成髋关节。股骨头与股骨干较细的连接部分为股骨颈。股骨颈与股骨体的夹角称为股骨颈干角,男性平均为 132°,女性平均为 127°。股骨颈与股骨体交界处的外侧为大转子,其内下方较小的隆起为小转子。

大转子的内侧面有一凹陷,称为转子窝(又称梨状窝)。大、小转子间,前有转子间线,后有转子间嵴相连。

二、损伤机制和骨折分型

老年患者多因走路时滑倒,或因姿势改变时跌倒而发生股骨颈骨折。尤其是对于严重骨质疏松的老年人,甚至可因轻微外力(如卧床时用足内侧掀动被褥,患肢受到外旋应力)而发生股骨颈骨折。这种骨折线通常为斜形,当患者卧床患肢恢复到中立位时,骨折断端经常形成股骨头在前、股骨颈在后的轻度重叠位置关系。

在中青年患者中,多因跌倒或其他暴力作用于髋部外侧,暴力较大,股骨颈受到冲击力,加之肢体扭转产生的应力而发生股骨颈骨折。骨折断端移位大,或发生碎裂,或分离,或断端之间成角嵌插,中青年股骨颈骨折治疗仍有许多问题需要探讨。

Garden 根据骨折移位程度将股骨颈骨折分为四型(图 10-1)。① Ⅰ 型: 不全骨折,股骨颈下方骨小梁部分完整,该型包括 "外展嵌插型" 骨折。② Ⅱ 型: 完全骨折,但无移位。③ Ⅲ 型: 完全骨折,部分移位,X 线片上可以看到骨折远端上移、外旋,股骨头常后倾,骨折端尚有部分接触。④ Ⅳ 型: 骨折完全移位,X 线片上表现为骨折端完全失去接触,而股骨头与髋臼相对关系正常。从 Ⅰ 型到 Ⅳ 型,股骨颈骨折的严重程度递增,而不愈合率与股骨头缺血性坏死率也随之增加。该分型在国际上被广泛采用。

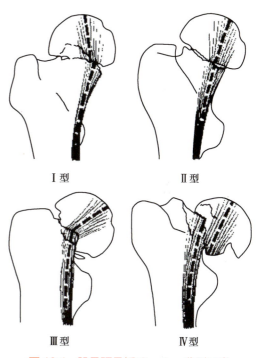

图 10-1 股骨颈骨折 Garden 分型示意

三、诊断

移位型或嵌插型股骨颈骨折可通过临床症状、体征进行初步判断。移位型股骨颈骨折常出现髋部疼痛及活动受限,下肢有外旋、屈曲、短缩畸形。这类患者不应做髋关节活动度检查,以防造成进一步损伤。嵌插型股骨颈骨折常只出现腹股沟轻微疼痛,甚至可正常行走,查体可见大粗隆处叩击痛,随着骨折移位可出现疼痛症状加重。

四、治疗

(一)治疗原则

1. 人工髋关节置换术　主要适用于老年(年龄>65 岁)体衰患者,不堪久卧于床,或合并严重骨质疏松症者。人工髋关节置换术后,患者可以较早下床活动,有利于减少压疮及肺部或泌尿系统感染等并发症。

2. 闭合复位 + 内固定 股骨颈骨折属于囊内骨折,故只能选用内固定。三翼钉固定已不被使用。当前对内固定器械的要求是既要固定坚固,又要对骨折线有垂直加压作用。但无论使用哪种内固定,其首要条件必须是骨折断端获得良好的对位。越接近解剖对位,骨折不愈合及股骨头缺血性坏死的发生率就越低。闭合复位简单易行,由于不切开关节囊,可明显减少对股骨头血运的损害,应作为首选方法,只有当闭合复位失败时,才可选用切开复位。

(二) 牵引复位

行胫骨结节牵引时患者取平卧位,患肢置于中立位,轻度内旋,牵引重量因人而异,一般为 6~9kg,牵引时间不宜超过 12 小时。90% 以上的患者可通过牵引达到复位要求。

(三) 闭合手法复位

如牵引复位达不到复位要求,可在硬膜外麻醉下加用闭合手法复位。

1. MC Elvenny 法 双下肢同时做牵引,目的是使骨盆固定,将患肢外旋,并加大牵引力量,然后再将患肢内旋、内收,以达到复位目的。

2. Leadbetter 复位法 患者平卧于地面,将患髋及膝屈曲 90°,沿患肢股骨轴线牵引,持续 2~3 分钟,再将患肢内旋,并轻度屈曲,复位后,将患肢轻轻放下,如患肢足部不出现外旋,则多半表明复位成功。执行内固定之前,再通过 C 臂透视验证。

(四) 经皮穿针撬拨技术

如上述方法仍达不到复位效果,通常表明股骨头断端刺入关节囊或因股骨头与股骨颈之间已发生旋转分离(图 10-2A),或头颈断端之间某部位发生嵌插。这种情况可发生在 Garden Ⅱ 型、Ⅲ 型、Ⅳ 型中的任何一型。此时,仅凭旋转患肢,使股骨头、股骨颈骨折断面对接已无效。为了避免切开复位,可使用经皮穿针撬拨技术使骨折复位。

在腹股沟韧带与股动脉交界处的外下方 1~2cm 处,经皮垂直穿入直径为 3.0~3.5mm 的斯氏针 1 枚,直达股骨头前面,在 C 臂监视下,将针向深处旋入,直达股骨头中心(图 10-2B)。为加强撬拨力量,还可在此针周围 4~5mm 处,与之平行穿入第 2 枚斯氏针,针尾均留于皮外。

经大转子,按照股骨颈干角和股骨前倾角角度,经皮钻入直径 3.5mm 的斯氏针 2 枚,直达股骨颈骨折远端(不要穿过断端),将针尾留于皮外。

术者双手握住两组针尾,在助手的配合下,调节股骨头、股骨颈骨折断面,使其相互对合(图 10-2C~E)。对位满意后,将大转子处穿入的 1 枚斯氏针旋入股骨头内,作临时固定用,随即将多枚空心螺钉穿进股骨头内(图 10-2F)。

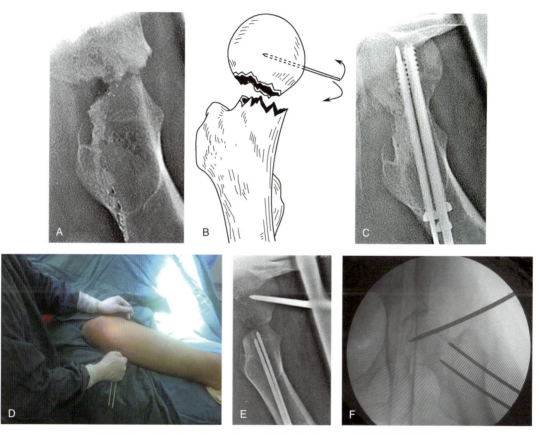

图 10-2　经皮穿针撬拨复位股骨颈骨折(图示由辛景义主任提供)
A、B. 股骨头与股骨颈旋转分离移位;C~E. 术中复位;F. 临时固定。

上述闭合复位方法,可使约 98% 的股骨颈骨折达到复位要求。无论闭合复位或切开复位,骨折断端对位越好预后便越好。通常 X 线片所显示的骨折移位程度比骨折实际移位程度要轻。由于骨折复位效果的好坏直接影响骨折愈合及股骨头发生坏死的可能性,因此对复位后 X 线片要有正确的判断。正常髋关节正侧位 X 线片上股骨头与股骨颈边缘均呈现两条 S 形曲线,如果 S 形曲线不平滑或中断,则提示股骨颈骨折未达到解剖复位(图 10-3)。

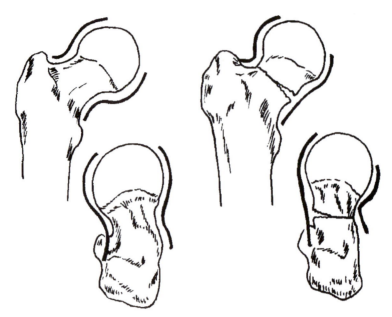

图 10-3　通过 X 线片判断股骨颈骨折解剖复位的标准示意
解剖对位时,S 形外曲线连续;非解剖对位时,S 形外曲线中断。

五、典型病例

患者男性,17 岁。外伤致左股骨颈骨折(图 10-4)。

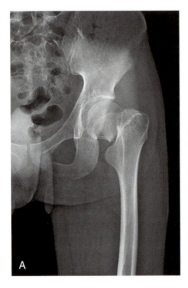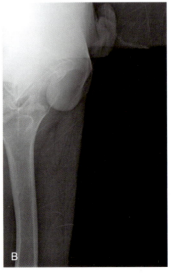

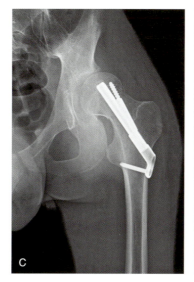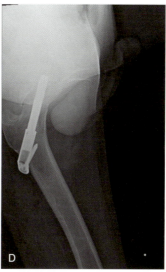

图 10-4　17 岁男性患者左股骨颈骨折病例
A、B. 复位前 X 线片；C、D. 复位固定后 X 线片。

（李海波　王宏川）

参考文献

［1］张英泽. 临床创伤骨科流行病学 [M]. 3 版. 北京: 人民卫生出版社. 2018: 223-225.

［2］KANNUS P, PARKKARI J, SIEVÄNEN H, et al. Epidemiology of hip fractures [J]. Bone, 1996, 18 (Suppl 1): 57S-63S.

［3］THORNGREN K G, HOMMEL A, NORRMAN P O, et al. Epidemiology of femoral neck fractures [J]. Injury, 2002, 33 (Suppl 3): C1-C7.

第十一章

股骨干骨折

股骨干骨折约占儿童骨损伤的 1.6%，常由跌倒或机动车碰撞导致，骨折部位多为骨干。对于股骨干骨折，闭合复位＋髓内钉内固定较切开复位的优点在于：不对肌肉和软组织造成损害，不对骨折断端的血供造成损害，减少术中出血，降低并发症，提高骨折愈合率。在儿童和青少年患者中，股骨干骨折多采用弹性钉内固定。

一、解剖

股骨是人体中最长和最粗大的管状骨，因此股骨干骨折大都是在遭受强暴力的状态下发生的，凡是在轻度暴力下（如扭伤）发生的骨折，都应警惕有可能是病理性骨折（如肿瘤、严重骨质疏松）。

二、损伤机制和骨折分型

开放性股骨干骨折比较少见。至今，股骨干骨折还缺乏统一的分型。按部位可分为股骨上段骨折、股骨中段骨折及股骨下段骨折。按照骨折线分为横形、斜形、螺旋形和多段型。AO 分型将股骨干骨折分为简单（A 型）、楔形（B 型）和复杂（C 型）骨折，对临床治疗较为简单实用（图 11-1）。

三、诊断

诊断股骨干骨折很简单：外伤史，大腿肿胀、畸形等。正因为股骨干骨折是在高暴力作用下发生的，诊断时要注意有无其他合并症存在，如深静脉血栓、脂肪栓塞，或合并的其他部位骨折（如股骨颈骨折、膝关节关节内损伤等）。

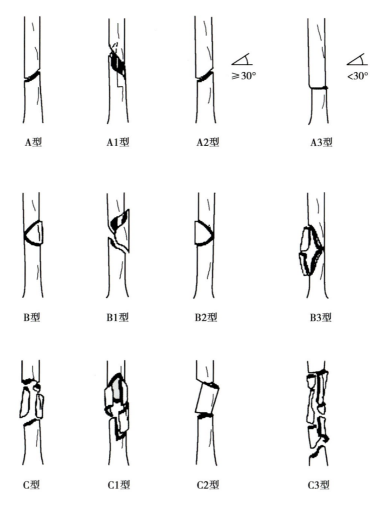

图 11-1　股骨干骨折的 AO 分型示意

四、治疗

随着时间的进展,股骨干骨折的治疗方法也在不断改进。

(一) 非手术治疗方法

包括石膏、夹板外固定,骨牵引(胫骨结节牵引、股骨髁上牵引),皮牵引(仅用于幼儿患者)。20 世纪 60 年代之前,骨牵引是股骨干骨折最常用的治疗方法,优点是骨折愈合率高,缺点是卧床时间长,且 70% 以上的骨折得不到解剖对位,多为畸形愈合。

(二) 手术治疗方法

切开复位可以在直视下进行骨折对位,使骨折达到解剖对位。但因股骨周围肌肉丰满,切开复位对软组织及骨折端血运损伤大,且有一定的深部感染风险。

1. 接骨板内固定　从 20 世纪 60 年代的 AO 治疗四项原则到 BO(biological osteosynthesis)原则重视血供、减少应力遮挡,接骨板内固定技术一直在不断改进。但骨外膜血运损害及应力遮挡问题仍未完全解决,骨折不愈合、迟缓愈合仍时有发生。

2. 髓内钉内固定　优点:属于髓内中心固定,固定力强,内固定物不承担负荷,较少应力遮挡。骨折远近断端可早期承担身体负荷力,故有利于骨折坚强愈合。普通髓内钉现已被带锁髓内钉所取代。带锁髓内钉的优点为:固定更稳定,能更有效地防止骨折断端旋转、短缩移位。

3. 闭合复位 + 髓内钉内固定　髓内钉内固定虽然有上述优点,但若切开复位同样会损伤软组织及骨膜血运,不利于骨折愈合。闭合复位 + 髓内钉内固定是当前最理想的治疗股骨干骨折的方法。闭合复位 + 髓内钉内固定的最佳适应证是股骨干中段、横形或短斜形骨折(即 AO 分型中的 A 型)。

(三) 闭合复位技术

闭合复位技术在股骨干骨折治疗过程中,可以在不损伤任何软组织和骨折断端血供的条件下,协助完成股骨干骨折的对位,并进行髓内钉内固定操作。

1. 患者取平卧位,在硬膜外麻醉下,此时患肢皮肤尚未消毒,一位助手握住患肢小腿,另一位助手用布带牵引患者大腿根部进行对抗牵引,患肢处于中立位,膝关节髌骨朝向上方。股骨干骨折通常不会因肌肉牵拉而发生旋转移位,即使有也可经牵引自动纠正,术者只需纠正股骨干骨折断端的前后移位及侧方移位。术者用双臂环抱患肢,双手互相抱拢,借用双前臂斜向压挤力量,一次性纠正股骨干骨折的前后移位及侧方移位(图 11-2,图 11-3)。例如,股骨干骨折近端向外、向前移位,则术者用一只前臂向内、向下压挤股骨干骨折近端;另一只前臂向外、向上压挤股骨干骨折远端,在此过程中借用抱拢力量进行复位(术者应在复位前对骨折移位方向及移位距离有一恰当判断),这样才能使骨折一次复位成功。在复位过程中,助手应加大牵引力量,保持股骨不发生旋转。当骨折断端基本搭合上,必然闻及轻度骨擦音,此时助手仍应保持牵引,但要减小牵引力量。若经 C 臂透视观察骨折已基本对位(如仍有少许错位,再稍作调整,务必使骨折断端相互吻合),则在维持牵引的条件下,对患肢消毒铺巾后,再行髓内钉内固定。

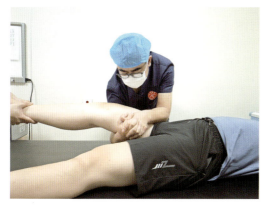

图 11-2　用双臂环抱患肢,双手互相抱拢,借用双前臂夹挤力量,一次性同时纠正骨折前后移位及侧方移位

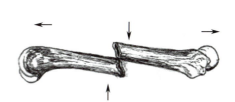

图 11-3　股骨干骨折复位力学示意

2. 对于骨折移位较大、闭合手法复位不成功或粉碎性骨折的患者,可以用手术牵引床协助牵引,利用一些器械力量做闭合复位,也能有效地完成股骨干骨折的闭合复位。将患肢置于牵引架上进行牵引,C 臂检查示骨折重叠移位已被纠正后,可以调整患肢远端的内收位置来进一步恢复股骨干在正位 X 线片中的对线和对位。由于在牵引下大腿肌肉的张力可以发挥对股骨干骨折软组织的夹板作用,大多数股骨干骨折在正位 X 线影像中可获得较为满意的对线、对位,但此时由于股骨干骨折远端处于重力作用下缺少有效支撑,股骨干骨折远端大多呈现向后移位,此时可在消毒备皮铺无菌单后,将无菌单覆盖的支架置于骨折远端的后侧,通过调整支架的高低来纠正骨折远端的向后移位。

如骨折远端的向后移位仍未被纠正,可经皮在股骨大转子顶点或梨状窝建立近端钉道,然后将髓内复位杆插入股骨干骨折近段的髓腔内,向前适度抬高髓内复位杆的手柄,利用复位杆的杠杆作用将骨折近段向后压低,从而与向后移位的骨折远段恢复对位,当骨折对位后再将长导针插入骨折远段的髓腔内,完成闭

合复位。髓内复位杆对于纠正股骨干近段骨折近端常见的屈曲、外展及外旋畸
形尤为有效(图 11-4)。对于残余的侧方移位,可以调整髓内复位杆弯曲前端的
开口方向,引导长导针进入骨折远段的髓腔内,完成闭合复位。另一种闭合复位
方法是在移位的骨折端一侧的骨皮质内拧入 Schanz 钉,通过 Schanz 钉来调整
骨折端对位,进行闭合复位(图 11-5)。当骨折对位满意后,再将髓内钉贯穿于骨
折近、远段髓腔内以达到内固定的目的(图 11-6)。

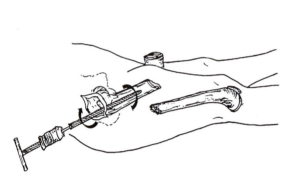

图 11-4　利用髓内复位杆操控股骨干骨折近端进行
闭合复位示意

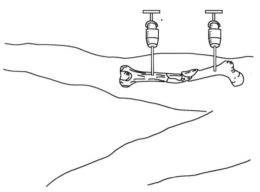

图 11-5　利用在股骨干骨折端置入单侧骨皮质内
的 Schanz 钉进行闭合复位示意

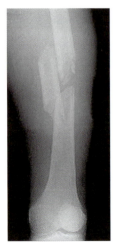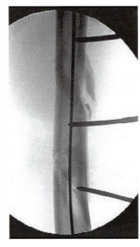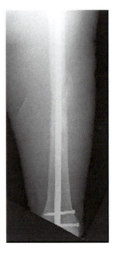

图 11-6
股骨干多段粉碎性骨折病例使
用 Schanz 钉完成闭合复位髓
内钉内固定术

五、典型病例

患儿男性,7 岁。外伤致右侧股骨干骨折(图 11-7)。

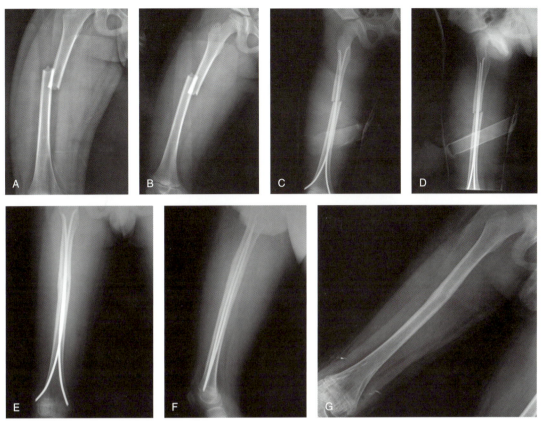

图 11-7　7 岁男性患儿右侧股骨干骨折病例

A、B. 复位前 X 线片；C、D. 复位后 X 线片；E、F. 术后 7 个月 X 线片；G. 骨折愈合后 X 线片。

（赵洪洲　邢加辉）

参考文献

[1] KHAN J A, SINGH G P, PANDEY A. Outcome of titanium elastic intramedullary nail in the treatment of shaft of femur fracture in children [J]. Kathmandu Univ Med J (KUMJ), 2015, 13 (51): 195-199.

[2] MARENGO L, NASTO L A, MICHELIS M B, et al. Elastic stable intramedullary nailing (ESIN) in paediatric femur and tibia shaft fractures: comparison between titanium and stainless steel nails [J]. Injury, 2018, 49 Suppl 3: S8-S11.

[3] KAWALKAR A, BADOLE C M. Percutaneous titanium elastic nail for femoral shaft fracture in patient between 5 and 15 years [J]. J Orthop, 2018, 15 (2): 695-700.

第十二章

踝关节骨折

踝关节骨折的发病率呈现日渐上升趋势,约占所有骨折的 9%,其中踝关节骨折伴有外踝骨折的病例,流行病学统计显示占 50.8%。Lauge-Hansen 分型中的旋后(受伤时足心朝内)内收型及旋后外旋型适合采取闭合复位治疗;旋前(受伤时足心朝外)外展型及旋前外旋型Ⅰ度、Ⅱ度也可试行闭合复位治疗;旋前外展型及旋前外旋型Ⅲ度、Ⅳ度(均为临床常见骨折),则应选用切开复位内固定治疗。

一、解剖

1. 内侧三角韧带　坚韧的三角形纤维索,起自内踝尖,向下呈扇形展开,止于足舟骨、距骨和跟骨。

2. 外侧韧带　外侧韧带由不连续的三条独立韧带组成。前为距腓前韧带,中为跟腓韧带,后为距腓后韧带。距腓前韧带起于外踝的前缘,向前内走行,止于距骨体外踝关节面的前面。

3. 下胫腓联合复合体　下胫腓联合复合体可保持胫骨远端和腓骨稳定,对抗因轴向应力、旋转应力及平行应力导致的胫腓骨分离,由四部分构成,包括下胫腓前韧带、下胫腓后韧带、骨间韧带和下胫腓横韧带。

二、损伤机制和骨折分型

踝部的损伤类型由许多因素决定,包括:患者的年龄、骨质情况、足在损伤时所处的位置和方向、外力的大小和速度等。20 世纪 50 年代,Lauge-Hansen 提出足在损伤时所处的位置和造成损伤的外力方向决定了踝部损伤的类型,因此

Lauge-Hansen 分型根据受伤时足部所处的位置、创伤力作用的方向,将踝关节骨折脱位分为五型:旋后内收型、旋后外旋型、旋前外展型、旋前外旋型和垂直压缩型。以旋后外旋型为例,当患者患足受伤时,患足正处于旋后位(即足心及足趾朝向人体中线位置)又受到迫使足外旋的外力(即距骨沿着小腿中轴线向外旋转,实际是胫骨向内侧旋转,距骨相对向外旋转)就会造成这种类型的骨折。Lauge-Hansen 分型方法说明了受伤机制及损伤程度,强调重视骨折的同时也要重视相关韧带损伤,为采用何种治疗方法也定出了标准。闭合复位只适用于 Lauge-Hansen 分型中旋后内收型及旋后外旋型,其他类型则应采用切开复位内固定的方法治疗。踝关节骨折脱位的治疗既要强调骨折的解剖复位,也要重视术后早期功能锻炼。

1. 旋后内收型踝关节骨折 旋后是指距下关节内翻、胫距关节内旋和前足内收,此时第一跖骨及足心朝向头侧,第五跖骨朝向尾侧。此位置时,踝外侧结构绷紧,在旋后和内收外力作用下,首先会造成外侧副韧带断裂或发生外踝撕脱骨折、横形骨折。骨折在下胫腓联合复合体下方,下胫腓联合复合体仍保持完整。进一步的内收距骨撞击关节内侧,结果造成与距骨内角垂直的骨折线,有时会造成胫骨远端内侧关节面压缩,也可能造成距骨软骨下压缩性骨折。旋后内收型踝关节骨折分为两度(图 12-1)。

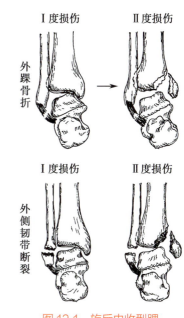

图 12-1 旋后内收型踝关节骨折示意

2. 旋后外旋型踝关节骨折 当患足处在旋后位时,此时如受外力迫使躯体内旋,患足相对外旋的情况下胫腓前韧带拉紧,导致下胫腓前韧带断裂,或前外结节撕脱骨折,后者更常见。韧带断裂或在止点撕脱后,若外力持续则腓骨发生螺旋斜形骨折(骨折线从前下至后上),若外力仍继续则可使下胫腓后韧带断裂或造成后外结节撕脱骨折。在有些病例中,距骨所受外力可能直接作用到内踝而不发生后侧损伤,如外力很大则使内侧结构受累,造成三角韧带断裂或内踝骨折、距骨向外移位。如果骨折在腓骨前结节以下,则下胫腓前韧带仍然完整。通常骨折在腓骨前结节水平或恰在腓骨前结节上方,下胫腓联合复合体部分或全部断裂。罕有旋后外旋型踝关节骨折腓骨骨折线在下胫腓联合复合体以上水平,此类骨折将伴有骨间膜和联合韧带的损伤。旋后外旋型踝关节骨折分为四度(图 12-2)。

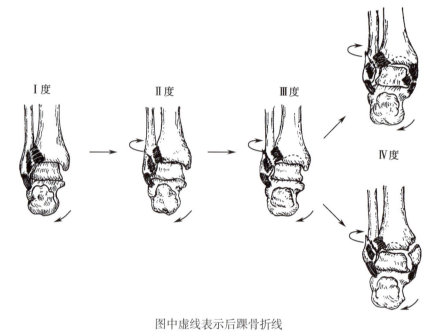

图中虚线表示后踝骨折线

图 12-2　旋后外旋型踝关节骨折示意

3. 旋前外展型踝关节骨折　当足旋前时,踝内侧结构紧张并损伤,三角韧带损伤或内踝撕脱骨折,外展外力使下胫腓联合复合体断裂或结节撕脱骨折,外踝骨折线在下胫腓联合复合体上方伴骨间膜断裂。外踝骨折为斜形或部分横断伴粉碎性或伴楔形骨块。旋前外展型踝关节骨折分为三度(图 12-3)。

4. 旋前外旋型踝关节骨折　踝内侧首先损伤,继而下胫腓前韧带断裂或腓骨前结节撕脱骨折,随后发生腓骨骨折,骨折线位于下胫腓联合复合体上方。腓骨骨折线呈斜形,但是从前上到后下。骨间韧带损伤。外力如继续,可造成下胫腓后韧带断裂,或胫骨后外侧撕脱骨折。外旋也可能造成腓骨近端骨折。旋前外旋型踝关节骨折分为四度(图 12-4)。其中,Maisonneuve 骨折是一类特殊的旋前外旋型踝关节骨折,存在高位腓骨骨折,其损伤为下胫腓分离伴内踝骨折或三角韧带损伤,治疗时需固定下胫腓联合复合体,容易漏诊。

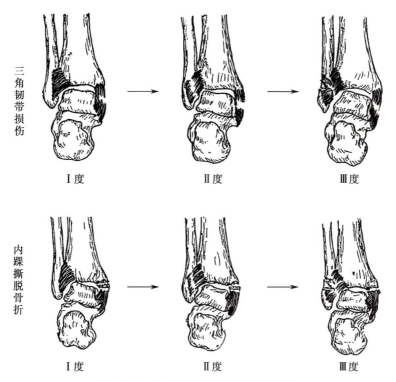

图 12-3　旋前外展型踝关节骨折示意

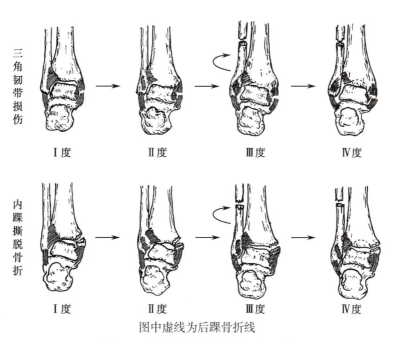

图中虚线为后踝骨折线

图 12-4　旋前外旋型踝关节骨折示意

三、诊断

注意在诊疗过程中要严格区分旋后外旋型与旋前外旋型：①旋后外旋型踝关节骨折，外踝骨折线一般位于下胫腓联合复合体水平，自前下至后上；旋前外旋型踝关节骨折，外踝骨折线一般位于下胫腓联合复合体水平近端，有时可达腓骨小头，骨折呈斜形、螺旋形或蝶形（蝶形骨折通常位于后侧）。②旋后外旋型踝关节骨折，可伴或不伴下胫腓分离，而旋前外旋型踝关节骨折伴有下胫腓分离。

四、治疗

闭合复位仅适用于旋后内收型、旋后外旋型。此外，旋前外展型，旋前外旋型Ⅰ度、Ⅱ度也可闭合复位治疗。

（一）术前准备

根据X线诊断，标准的踝关节影像学评估应包括三个位相：前后位（图12-5）、踝穴位（内旋15°）（图12-6）和侧位（图12-7）。当踝关节受到严重损伤时，内、外踝及距骨将发生不同程度的移位（图12-8）。有时外踝骨折会伴有三角韧带的损伤，静态X线片不能准确反映踝关节的稳定性，应力位X线片及MRI检查可完善对踝关节稳定性及韧带损伤的评估（图12-9）。此时应通过患肢损伤机制及影像学资料，准确判断踝关节损伤的类型，以正确指导复位和固定。有时单纯内踝骨折可能是更为复杂的Maisonneuve骨折的一部分，该骨折还包括腓骨近端骨折及韧带联合损伤，故X线检查应投照整个胫腓骨。

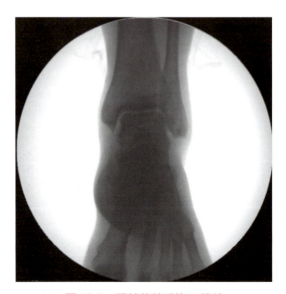

图12-5 踝关节前后位X线片

（二）麻醉选择

一般采取股神经及坐骨神经阻滞麻醉。

（三）复位步骤

旋后外旋型踝关节骨折的闭合复位治疗按照外踝—内踝—后踝—下胫腓联合复合体的顺序进行；旋后内收型踝关节骨折的闭合复位治疗则按照内踝—外踝的顺序进行。

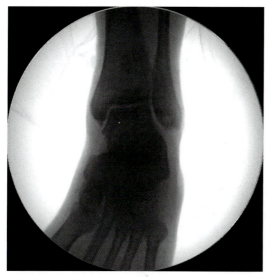

图 12-6　踝关节踝穴位（内旋 15°）X 线片

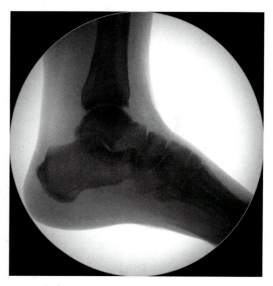

图 12-7　踝关节侧位 X 线片

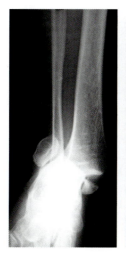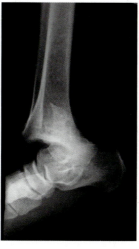

图 12-8　踝关节骨折移位明显合并关节脱位

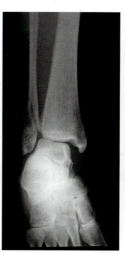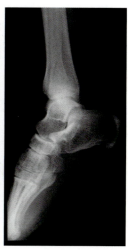

图 12-9　踝关节应力位 X 线片（三角韧带断裂）

以旋后外旋型Ⅳ度踝关节骨折为例(视频 12-1),患者取仰卧位,屈膝 90°,使小腿三头肌放松。两位助手分别握持患者大腿腘部与足部,按骨折畸形方向顺势牵引(牵引力量不能过大,以免加重损伤)。牵引足部的助手将足内旋,矫正外旋畸形(图 12-10)。

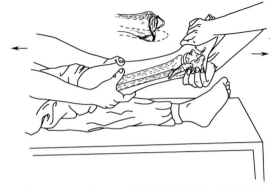

图 12-10　牵引纠正旋后外旋型踝关节骨折外旋畸形示意

视频 12-1
旋后外旋型Ⅳ
度踝关节骨折
复位

术者将双手拇指置于外踝骨折远端,其余四指环抱胫骨远端,在将腓骨远端推向胫侧、将胫骨远端拉向腓侧的同时,助手内翻背伸的踝关节,纠正外踝及距骨的移位(图 12-11)。

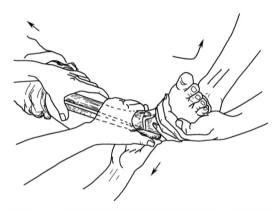

图 12-11　纠正旋后外旋型踝关节骨折外踝及距骨的外侧移位示意

助手维持患踝内旋内翻背伸位,然后术者用双手拇指顶住后踝骨折块,其余四指环抱胫骨远端,术者双手拇指向远端推挤,同时向下拉胫骨远端,使后踝复位(图 12-12)。

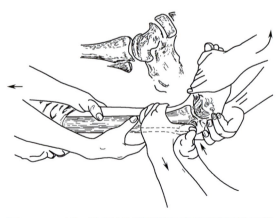

图 12-12　纠正旋后外旋型踝关节骨折后踝移位示意

最后术者用拇指向后下方推挤内踝，使其复位(图 12-13)。两助手维持足与踝的内旋内翻背伸位准备固定。

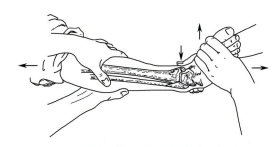

旋后内收型踝关节骨折的闭合复位治疗技术最简单易行，其复位过程与旋后外旋型踝关节骨折的复位过程

图 12-13　纠正旋后外旋型踝关节骨折内踝移位示意

相反，按内踝—外踝的顺序进行：在两助手维持牵引的情况下，术者双手拇指置于内踝骨折远端，其余四指环抱胫腓骨远端，在将内踝远端推向腓侧、将胫骨远端拉向胫侧的同时，助手外翻背伸的踝关节，纠正内、外踝及距骨的移位，维持足外翻背伸位。

(四) 固定方式

旋后外旋型踝关节骨折复位后应固定于内旋内翻背伸位，后侧用宽 7.5cm 的石膏绷带从膝下 8cm 至超足趾 1cm 做石膏托，胫前侧为达踝关节平面的两直板，内外侧为具有内翻弧度的内翻夹板，并在内踝处加一塔形纸垫(图 12-14)。

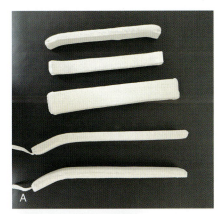

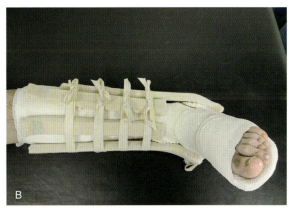

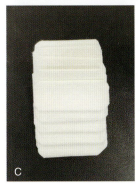

图 12-14
旋后外旋型踝关节骨折复位后固定于内旋内翻背伸位
A.踝关节内翻夹板；B.踝关节内旋内翻背伸位固定外观照；
C.塔形垫。

旋后内收型踝关节骨折复位后应固定于外旋外翻背伸位。

根据骨折的愈合情况固定 5~6 周后改为中立位夹板,下床锻炼 1~2 周后拆除夹板。

（五）复位标准

1. 完全恢复腓骨长度、纠正旋转　评估腓骨长度方法：①在正常情况下,踝穴位 X 线片中胫骨远端关节面软骨下骨与外踝的软骨下骨相连接,即申顿线（Shenton line）光滑连续,若出现台阶,则说明腓骨短缩。②外踝解剖复位后,腓骨远端内侧与距骨外侧缘形成"圆币征"。③根据腓骨骨折线远近端骨皮质的厚度,来判断有无腓骨的旋转。

2. 完全恢复内踝间隙（距骨与内踝间隙）　内踝间隙正常应与胫距关节外侧间隙相等;内踝骨折断端移位应<2mm。

3. 恢复下胫腓联合复合体的完整性　在正位 X 线片中胫腓骨重叠部分应>6mm。

4. 后踝骨折胫骨下关节面后方台阶应<2mm。

五、典型病例

典型病例 1　患者女性,28 岁。因摔伤致左侧踝关节骨折（旋后外旋型Ⅳ度）（图 12-15）。

典型病例 2　患者男性,35 岁。因摔伤致右侧踝关节骨折（旋后外旋型Ⅳ度）（图 12-16）。

典型病例 3　患者男性,30 岁。因摔伤致右侧踝关节骨折（旋后外旋型Ⅳ度）（图 12-17）。

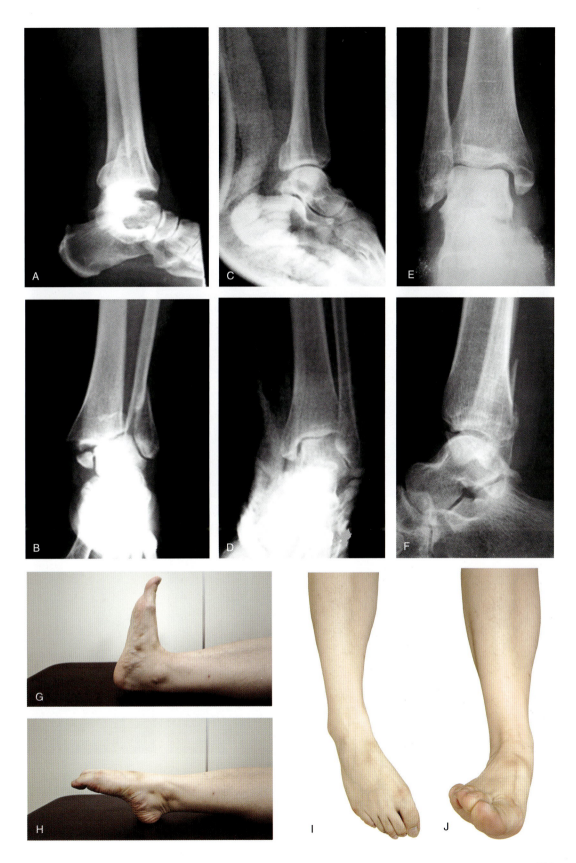

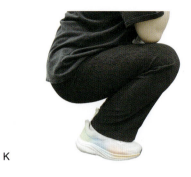
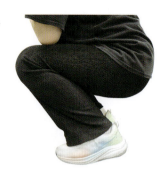

K   L

图 12-15 28 岁女性患者左侧踝关节骨折(旋后外旋型Ⅳ度)病例

A、B.复位前踝关节正侧位 X 线片；C、D.闭合手法复位石膏外固定后踝关节正侧位 X 线片；
E、F.3 个月后踝关节正侧位 X 线片；G~L.骨折愈合后功能恢复情况。

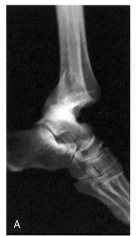
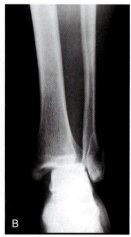
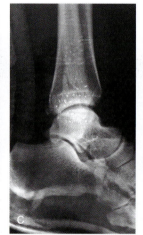
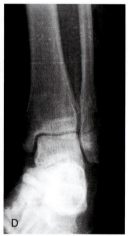

图 12-16 35 岁男性患者右侧踝关节骨折(旋后外旋型Ⅳ度)病例

A、B.复位前踝关节正侧位 X 线片；C、D.复位后踝关节正侧位 X 线片。

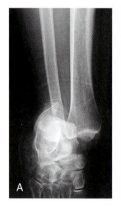
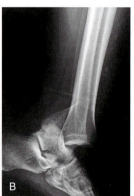
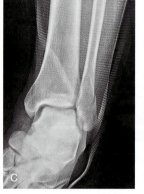
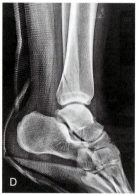

图 12-17 30 岁男性患者右侧踝关节骨折(旋后外旋型Ⅳ度)病例

A、B.复位前踝关节正侧位 X 线片；C、D.复位并石膏外固定后踝关节正侧位 X 线片。

（张铁良　赵洪洲）

参考文献

[1] 朱伟, 邱旭升, 施鸿飞, 等. 1080 例踝关节骨折的流行病学分析 [J]. 实用骨科杂志, 2018, 24 (3): 230-233.

[2] BILGE O, DÜNDAR Z D, ATILGAN N, et al. The epidemiology of adult fractures according to the AO/OTA fracture classification. Ulus Travma Acil Cerrahi Derg. 2022, 28 (2): 209-216.

[3] LI Y, LUO R, LI B, et al. Analysis of the epidemiological characteristics of posterior malleolus fracture in adults. J Orthop Surg Res. 2023, 18 (1): 507.

第十三章

距骨颈骨折

距骨骨折约占全身骨折的 0.14%~0.90%，约占足部骨折的 3%~6%。在全身骨折乃至足部骨折中，距骨骨折的发病率都相对较低。近年由于高能量创伤增多，距骨骨折在临床上的病例有逐渐增多的趋势。若能应用闭合复位技术治疗距骨颈骨折（即 Hawkins Ⅱ 型），不仅操作简单，而且与切开复位治疗相比较，其对骨折后半部骨块的血运不造成损害，可明显降低距骨腰部骨折后半部骨块缺血性坏死的发生率。

一、解剖

距骨在下肢与足之间起着重要的力学衔接作用。距骨由距骨头、距骨颈和距骨体三部分组成，其表面约有 3/5 被关节软骨所覆盖，骨折时多波及关节面。距骨骨折 50% 以上是距骨颈骨折，由于距骨无肌肉附着，一旦发生骨折，很易引发距骨骨折缺血性坏死，因此在治疗中尽可能减少距骨周围软组织损伤、使骨折早期获得解剖对位是降低距骨缺血性坏死最重要的措施。

二、损伤机制和骨折分型

（一）损伤机制

患者从高处坠下或遭受类似暴力时，患足正处于背伸内翻位，此时跟腱被拉紧，而踝关节胫骨前缘恰切割距骨腰部而引发距骨颈骨折。

（二）骨折分型

距骨颈骨折临床常用分型方法为 Hawkins 分型（图 13-1）。

Ⅰ 型：距骨颈被切断后暴力即终止，形成距骨颈无移位骨折。

Ⅱ型：暴力较大,距骨颈骨折前半部骨块向跖侧内侧移位,后半部骨块断面朝向前向内。

Ⅲ型：如暴力持续,距骨颈骨折后半部骨块受到胫骨及跟骨压挤而翻转,骨折断面朝向内,且向跟骨内侧半脱位。

Ⅳ型：暴力过大,踝关节后关节囊被撕裂,距骨颈骨折后半部骨折块受胫骨与跟骨压挤,完全脱位到跟骨内侧,骨折断面朝向内,或造成内踝骨折;或在内踝下方极度压挤皮肤,可在数小时内造成皮肤压迫性坏死。

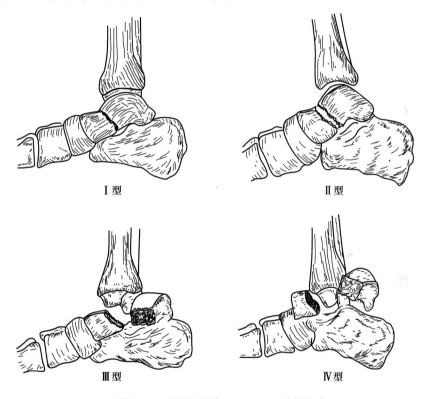

Ⅰ型

Ⅱ型

Ⅲ型

Ⅳ型

图 13-1 距骨颈骨折 Hawkins 分型示意

三、诊断

查体时可发现内踝下方肿胀或有瘀斑,X 线检查可明确诊断,复杂骨折可行三维 CT 检查以明确诊断。

四、治疗

1. Hawkins Ⅰ型、Ⅱ型距骨颈骨折 对于 Hawkins Ⅰ型、Ⅱ型距骨颈骨折均可采用保守方法治疗,Hawkins Ⅲ型、Ⅳ型距骨颈骨折均需切开复位治疗。对于 Hawkins Ⅱ型距骨颈骨折,切开复位会不可避免地加重对距骨血运的损害,极易引起距骨后半部缺血性坏死,因此首选闭合复位治疗,如运用得当可获得良好效果。

在坐骨神经阻滞麻醉下,患者取仰卧位,此时患足必处于轻度跖屈内翻位。助手握住小腿对抗牵引,术者沿患足方向牵引(图 13-2)。徐徐加大牵引力,术者一手拇指按压距骨骨折远端,同时另一手将患者前足外翻及背伸,并将前足向踝关节方向挤压,使距骨颈骨折复位(图 13-3)。在保持好位置后,进行石膏外固定。先将石膏绷带数层浸湿做成板状,一旦骨折复位后,即将板状石膏贴敷于患足足底,以避免骨折再移位。将患足固定于踝关节背伸外翻位(图 13-4),经 X 线检查确认位置恢复后,需固定 8~12 周,待骨折愈合后再拆除石膏(图 13-5、图 13-6)。

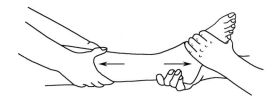

图 13-2　距骨颈骨折,患足处于跖屈内翻位,顺着其移位方向牵引

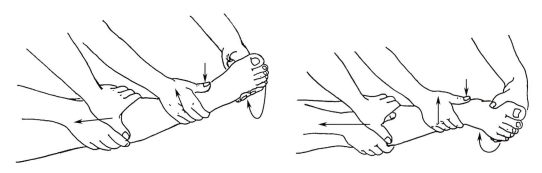

图 13-3　距骨颈骨折,在持续牵引下,逐渐使患足由跖屈内翻位转向背伸外翻位,并用拇指向外方推挤骨折远端

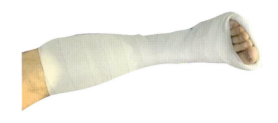

图 13-4　将距骨颈骨折患足恢复并保持在踝关节背伸外翻位，
外用石膏托固定

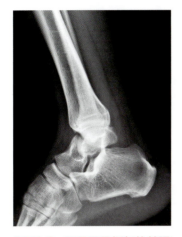

图 13-5　距骨颈骨折复位前踝
关节侧位 X 线片

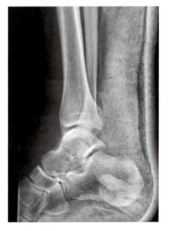

图 13-6　距骨颈骨折复位后
踝关节侧位 X 线片

2. Hawkins Ⅲ 型距骨颈骨折　闭合复位时，一定要充分牵引，一般给予跟骨牵引，一位助手握住跟骨牵引的克氏针，与另一位助手同时充分牵引，术者一手拇指按压距骨骨折远端，同时另一手将患者前足外翻及背伸（图 13-7）。如闭合复位成功，可用石膏固定，因距骨无肌肉附着不会发生再移位。如非解剖对位，可再行切开复位。复位中注意患肢皮肤条件，如骨块将皮肤挤压得过薄，最好行切开复位。

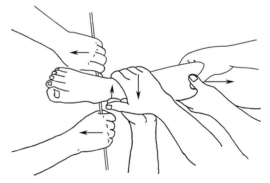

图 13-7　Hawkins Ⅲ 型距骨颈骨折穿针复位示意

3. Hawkins Ⅳ 型距骨颈骨折　由于此型距骨颈骨折的后半部骨折面朝向内侧，挤压内踝下方皮肤，故须行急诊切开复位，否则皮肤将因强力挤压而发生坏死。此型不适宜用闭合复位治疗,应早期行切开复位内固定。

五、典型病例

患者男性,30 岁。外伤致右侧距骨颈骨折(图 13-8)。

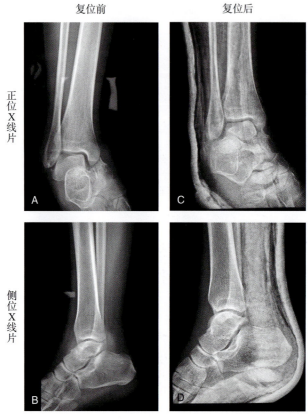

图 13-8　30 岁男性患者右侧距骨颈骨折病例
A、B. 复位前踝正侧位 X 线片;C、D. 复位后踝正侧位 X 线片。

(李海波　贾 军)

参考文献

[1] AHMAD J, RAIKIN S M. Current concepts review: talar fractures [J]. Foot Ankle Int, 2006, 27 (6): 475-482.

[2] 王岩, 王满宜, 蒋协远, 等. 距骨颈骨折的治疗 [J]. 中华外科杂志, 2002, 40 (5): 49-51.

[3] WANG Y, WANG M Y, JIANG X Y, et al. Treatment of fractures of the talar neck [J]. Chinese Journal of Surgery, 2002, 40 (5): 49-51.

第十四章

闭合复位 + 弹性钉内固定治疗少年儿童长管状骨骨折

近年来,闭合复位 + 弹性钉(U 形钉)内固定被认为是儿童和青少年长管状骨骨折(如肱骨、股骨、胫骨)的最佳治疗方法,它适用于长管状骨横断骨折或小斜面骨折,不适用于开放性骨折或粉碎性骨折。

相对于切开复位钢板内固定,闭合复位 + 弹性钉内固定具有以下优点:①无须广泛暴露,避免了对肌肉、软组织及神经、血管的误伤;②无须暴露骨折断端,避免了对骨折断端血供的损害,有利于骨折愈合;③无须二次手术取出内固定物。

一、治疗

1. 闭合复位将骨折对位。

2. 将弹性钉预弯至适当角度 U 形钉之间距离应等于骨髓腔宽度的 3 倍。

3. 股骨、肱骨均从内、外髁由下至上进钉;胫骨则从胫骨结节两侧由上至下进钉。

4. 在进针处皮肤切小切口插入弹性钉,将皮质骨钻通至髓腔。

5. 将弹性钉插入,在接近骨折线处,对骨折进行再次复位,使弹性钉钉尖越过骨折线,贴近髓腔内壁。

6. 一侧进钉后,另一侧再进钉。借助弹性钉的弹性力对髓腔内壁对称地压挤而达到内固定的目的。

对于体重过重(如 45kg 以上)患者的股骨骨折及胫骨骨折应慎用。为防止肢体旋转而产生的外力,术后应用石膏外固定 4~6 周。

二、典型病例

典型病例 1　患儿男性,10 岁。因摔伤致右侧肱骨干骨折(图 14-1)。查体见右上臂肿胀明显,局部压痛及纵向叩痛阳性,活动受限,可闻及骨擦音,远端血运及神经感觉正常。考虑患儿年龄较小,骨折为闭合性、无明显软组织损伤,骨折断端对位良好,具备行闭合复位弹性髓内钉内固定治疗的条件。选择此治疗方式可减少术中创伤、促进骨折愈合并减少感染风险。术后 6 周随访显示骨折对位良好,患肢功能恢复良好;3 个月后骨折愈合,钉道无感染,已恢复正常活动。

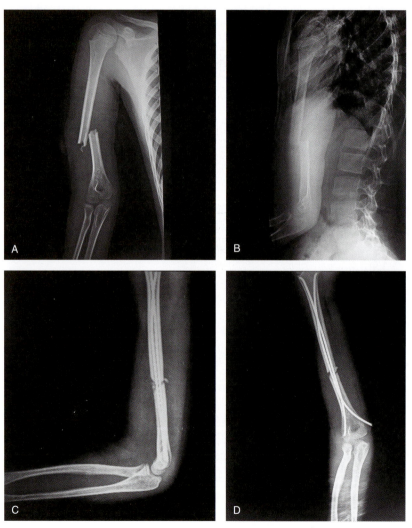

图 14-1　10 岁男性患儿右侧肱骨干骨折病例
A、B. 复位前 X 线片;C、D. 复位后 X 线片。

典型病例 2　患儿男性，3 岁。因摔伤致右小腿骨折（图 14-2）。查体见右小腿轻度肿胀，压痛明显，有轻度畸形，活动受限，远端血运及神经感觉良好。年幼患儿骨骼塑形能力强，为闭合性骨折，选择闭合复位弹性髓内钉内固定治疗可减少手术创伤及麻醉时间，避免骨骺损伤。术后 4 周复查 X 线片见骨折线模糊；术后 8 周时骨折已基本愈合，未见畸形，患儿可负重行走。

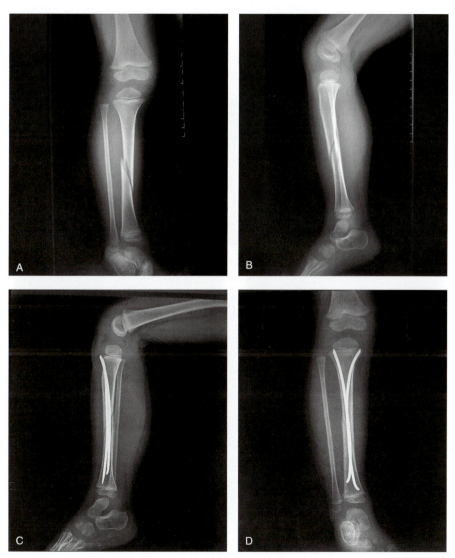

图 14-2　3 岁男性患儿右侧小腿骨折病例
A、B. 复位前 X 线片；C、D. 复位后 X 线片。

典型病例 3　患儿男性，11 岁。因摔伤致左侧股骨干骨折（图 14-3）。查体见左大腿明显肿胀、畸形、压痛及异常活动阳性，远端感觉及血运正常。该年龄段儿童骨折稳定性较差,保守治疗易发生成角或短缩畸形。选用闭合复位弹性髓内钉内固定治疗可提供足够的稳定性,利于骨折对位愈合,减少软组织剥离及术后并发症。术后2个月复查X线片显示骨折愈合良好;术后4个月完全恢复运动功能,未见肢体不等长或功能障碍。

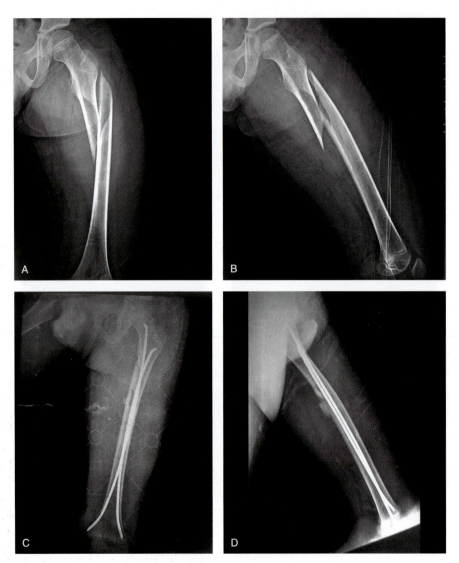

图 14-3　11岁男性患儿左侧股骨干骨折病例
A、B. 复位前X线片;C、D. 复位后X线片。

典型病例4　患儿男性,8岁。因摔伤致右前臂双骨折(图14-4)。查体见右前臂肿胀,尺桡骨中段明显压痛,活动受限,畸形明显,血运及神经感觉正常。前臂双骨折需精确复位恢复旋转功能,闭合复位弹性髓内钉内固定治疗可稳定固定骨折,同时避免开放手术带来的骨膜损伤与瘢痕形成。术后6周复查骨痂形成良好,康复训练后腕肘关节活动正常。

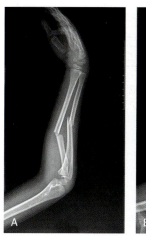 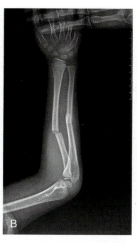 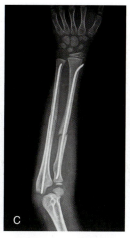 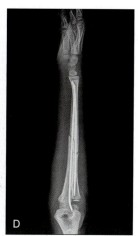

图14-4　8岁男性患儿右前臂双骨折病例
A、B.复位前X线片;C、D.复位后X线片。

典型病例5　患儿男性,3岁。因摔伤致右侧胫腓骨骨折(图14-5)。查体见患儿情绪烦躁,右小腿中下段肿胀、压痛明显、活动受限。骨折为闭合性,选择闭合复位弹性髓内钉内固定治疗有利于维持下肢力线,防止成角及旋转畸形,且操作简便,术后恢复快。术后4周复查X线片见骨折对位良好;术后6周骨折基本愈合,患肢恢复负重功能;术后1年后影像学检查显示骨性愈合良好。

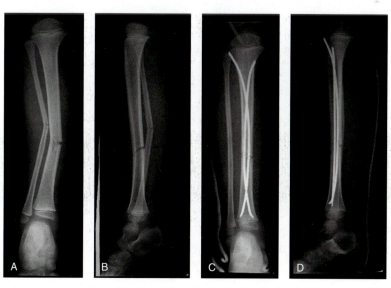

图14-5　3岁男性患儿右侧胫腓骨骨折病例
A、B.复位前X线片;C、D.复位后X线片。

典型病例 6　患儿女性,5 岁。因摔伤致左侧股骨干骨折(图 14-6)。查体见患儿左大腿肿胀,可闻及骨擦音,畸形伴活动受限。考虑为闭合性骨折,为股骨中段横断型,适合行闭合复位弹性髓内钉内固定治疗;患儿年龄较小,开放复位可能损伤过大或增加感染风险。术后 8 周复查 X 线片显示骨折愈合良好,活动功能正常。

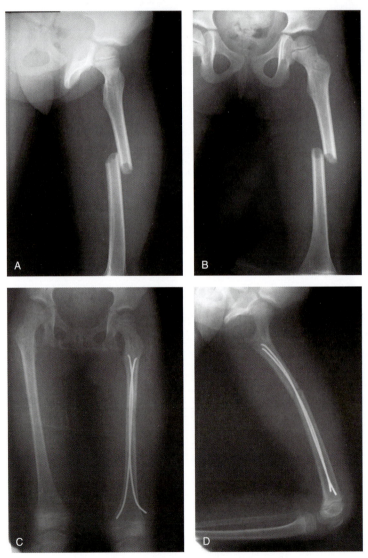

图 14-6　5 岁女性患儿左侧股骨干骨折病例

A、B. 复位前 X 线片;C、D. 复位后 X 线片。

(张铁良　龚仁钰)

关 节 脱 位

第十五章

四肢关节脱位

一、肩关节脱位闭合复位技术

1. 改良的椅背复位法　改良的椅背复位法使用肩关节复位器辅助复位。肩关节复位器(图15-1)可放置于椅背处,软性拱垫宽度5~8cm,高度可调。复位时患者取坐位,一般不需要麻醉,将患肢外展,腋窝搭于复位器(复位器高度可根据患者身高调节),肘关节伸直,前臂充分旋后,术者沿前臂轴线与地面成40°进行牵引,力量逐渐加大,同时可内收上臂以增加复位器的杠杆力,助手可扶住安置于椅背上的复位器给予对抗牵引(图15-2,视频15-1)。复位成功后给予杜加斯位固定2周(图15-3)。

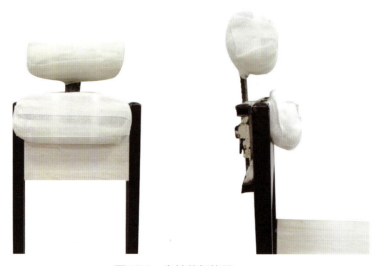

图 15-1　肩关节复位器

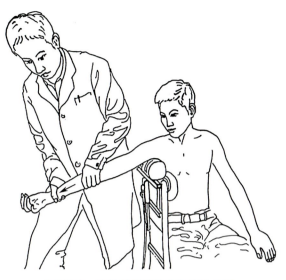

图 15-2　肩关节脱位椅背复位法示意

视频 15-1
肩关节脱位椅背
复位法

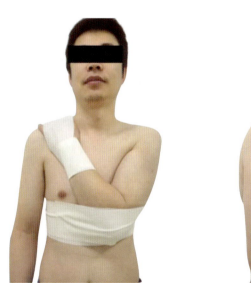
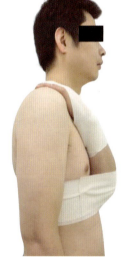

图 15-3　肩关节脱位复位后固定外观

2. 手拉足蹬法　患者仰卧于床,术者面对患者,或坐或站。将一足伸至患者腋下,用双手握住患者前臂,持续牵引。牵引力不要中断且逐渐加大牵引力,直到患者肩部肌肉放松,患肩会自动复位。除患者肩部肌肉极为强壮且脱位超过 3~4 天需给予麻醉(静脉麻醉或高位臂丛阻滞麻醉)之外,一般不需要使用麻醉。复位的关键在于耐心牵引,一般都能成功复位(图 15-4)。患者取平卧位,无需麻醉。术者将足伸至患者腋窝下,用双手牵患者患肢,徐徐加力牵引,与此同

时用足在患肢腋窝向外侧推挤。复
位成功时可闻及声响。

二、肘关节脱位闭合复位技术

肘关节脱位以后脱位为多见(伴
有后外或后内侧脱位)(图 15-5)。

闭合手法复位时患者取仰卧位,
一般不需要麻醉,两位助手分别握住
患者上臂及前臂对抗牵引,术者应
首先纠正侧方移位(如果先纠正前
后移位,容易造成复位失败)。一般
侧方移位主要为向桡侧移位,术者双
手拇指抵住外移的桡骨头,其余双手
四指握住患肢肘部,向尺侧推挤桡骨
头,当侧方移位纠正时有明显回纳感
(图 15-6)。然后复位肘关节后移位:
两位助手分别握住患者上臂及腕部,
对抗牵引,术者半蹲,两手拇指顶住
尺骨鹰嘴,余四指握于肘部肱骨远
端,在用力的同时,助手在维持远端
牵引的情况下逐渐屈曲前臂,使肘关
节复位(图 15-7,视频 15-2)。

肘关节前脱位的复位手法与后
脱位相反。

闭合复位成功后,肘关节屈曲
90°固定 4 周后再行功能锻炼。

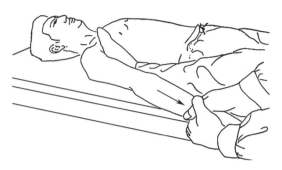

图 15-4 肩关节脱位手拉足蹬法复位示意

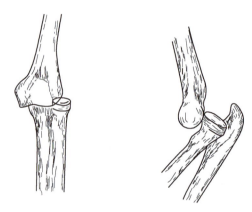

图 15-5 肘关节脱位示意

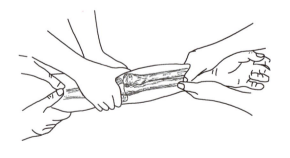

图 15-6 肘关节脱位纠正侧方移位示意

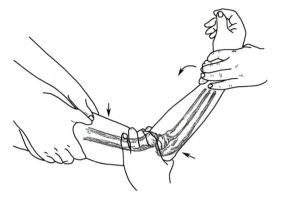

视频 15-2
肘关节后脱位
复位

图 15-7　肘关节脱位纠正后移位示意

三、桡骨小头半脱位闭合复位技术

多见于 1~4 岁小儿,因为儿童肘关节的韧带、肌肉、骨骼发育不完全,所以关节囊较松弛,当肘部伸直位受到牵拉,肘关节内负压增加,将松弛的前关节囊及环状韧带吸入关节腔内,嵌于桡骨头与肱骨小头之间,桡骨头向桡侧移位,即形成半脱位。

临床表现及诊断:有被他人牵拉史,肘部疼痛,患儿拒绝用患肢取物,并保持于半屈曲位。前臂呈旋前位。肘部无明显肿胀,X 线检查多无明显改变。

治疗:一般不需要麻醉,闭合手法复位即可。术者一手用拇指向后内方压迫桡骨小头,另一手持患手,将前臂旋后(按压桡骨头和前臂旋后同步进行),屈曲肘关节,可感到或听到复位时的轻微弹响声,疼痛立即消失,患肘功能恢复(图 15-8)。

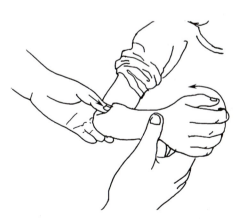

图 15-8　桡骨小头半脱位复位示意

四、髋关节脱位闭合复位技术

髋关节脱位多为直接暴力所致,常见为后脱位,偶有前脱位和中心脱位。后脱位及前脱位也可合并髋臼骨折。

髋关节结构稳固,必须有强大的外力才能引起脱位。患者多为活动强度大的青壮年。一般分为前脱位、后脱位及中心脱位三种类型。脱位后股骨头位于Nelaton线(髂前上棘与坐骨结节连线)之前者为前脱位后;股骨头位于该线之后者为后脱位;股骨头被挤向中线,冲破髋臼而进入骨盆者为中心脱位。三种类型中以后脱位(图15-9)最为常见。髋关节脱位应按急诊处理原则,复位越早效果越好。

髋关节后脱位的治疗:患者取仰卧位。助手向下按压髂嵴前部,固定骨盆。术者将患侧髋关节和膝关节屈至90°,使髂股韧带和屈膝肌(股二头肌、半腱肌、缝匠肌等)松弛,将肘部置于患者膝关节后面持续纵向牵引大腿数分钟并轻柔地旋转患肢,髋关节即可复位(图15-10)。在复位过程中,遇到阻力时要耐心地持续牵引,不要使用暴力,尤其对年龄较大的患者以防并发症发生。

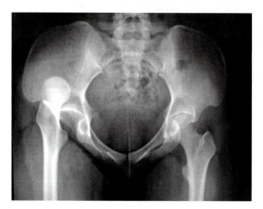

图15-9 髋关节后脱位X线片

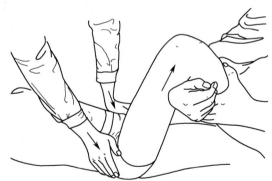

图15-10 髋关节后脱位复位示意

五、典型病例

典型病例1 患者男性,21岁。因摔伤致左肩关节前脱位(图15-11)。

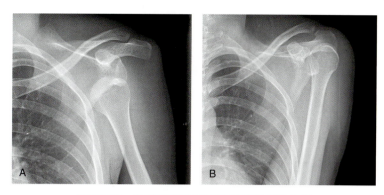

图 15-11 21 岁男性患者左肩关节前脱位病例

A. 复位前 X 线片;B. 复位后 X 线片。

典型病例 2 患者男性,38 岁。因摔伤致左肘关节后脱位(图 15-12)。

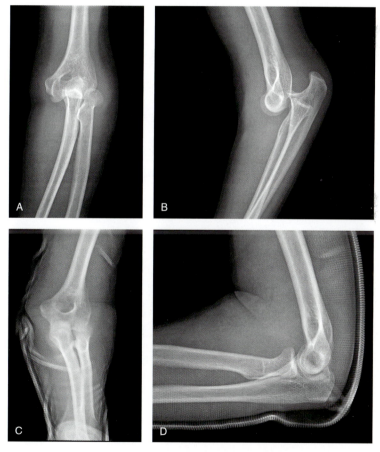

图 15-12 38 岁男性患者左肘关节后脱位病例

A、B. 复位前 X 线片;C、D. 复位后 X 线片。

(赵洪洲 陈牟阁)

第十六章

其他关节脱位

一、骶髂关节脱位闭合复位技术

骶髂关节由骶骨和髂骨的耳状关节面构成。耳状关节面凹凸不平、互相嵌插,关节囊紧张,并有许多坚强的韧带包裹,活动范围极小,是人体躯干向下肢传递重量与支撑的关节,骶髂关节脱位均是在暴力作用下(如高处坠落)伴随耻骨联合分离或耻骨骨折而发生。

临床症状:双下肢不等长。通过双侧骶髂关节 X 线片可以确诊。

闭合手法复位:患者取仰卧位,在蛛网膜下腔阻滞(简称腰麻)下进行。在会阴部安置一软性阻挡物,以利于复位时对抗牵引。助手双手握住患肢脚踝部,沿踝中立位纵向逐步加大力量牵引,术者站于患肢侧,面朝足部,两手掌按于髂嵴的上后侧,配合助手加大用力时,要骤然用力向足的方向推挤髂骨翼,可听到回纳声(图 16-1)。测量双下肢已等长则表明复位成功,须经 X 线片确认。复位后患肢用皮牵引维持 1~2周。复位后 6 周,患者方可扶双拐下床行走。

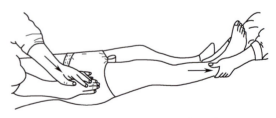

图 16-1 骶髂关节脱位复位示意

二、颞下颌关节脱位闭合复位技术

颞下颌关节脱位是由于患者大张口(如打哈欠、唱歌、咬大块硬食)时,翼外肌持续性收缩、闭颌肌群反射性痉缩,使髁突脱位于关节结节的前上方,不能自行回到原位。脱位多发生在单侧,临床上常见为急性关节前脱位和复发性关节前脱位。急性关节脱位如果未得到及时、正确的治疗,可并发关节盘损伤,关节囊及关节韧带组织松弛而导致复发性关节脱位。

1. 口外复位法　患者取坐位,术者站立于患者对面,先用双手掌部或手指轻轻按摩颞下颌关节及咀嚼肌 3~5 分钟,使局部肌肉放松,嘱患者头部慢慢后仰或术者用双手辅助患者头部慢慢后仰约成 45°,此时降颌肌群自然拉下颌向下,同时解除了闭颌肌群的挛缩,用拇指摸清髁突前上方,拇指稍用力向下向后方向推压髁突即可复位(图 16-2)。对于双侧难以同时复位者可以分侧复位。复位后嘱患者 1~2 周内禁止大张口,限制下颌运动 2~3 周,复发性关节脱位可加用颅颌绷带或弹力绷带固定。

2. 口内复位法　术者戴手套后将双手拇指伸入患者口中,向下按压患者两侧后臼齿,此时其余四指向前拉患者两侧下颌骨,同时用力,复位成功即可闻及颞下颌关节复位的响声(图 16-3)。

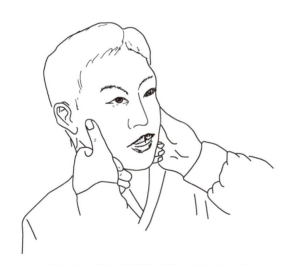

图 16-2　颞下颌关节脱位口外复位示意

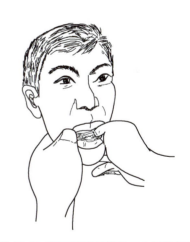

图 16-3　颞下颌关节脱位口内复位示意

(张铁良　李海波)